U0631036

❦ 本 书 获 ❦

国家中医药管理局全国名老中医药专家
传承工作室建设项目
王玉林全国名老中医药专家传承工作室
资　助

王玉林

医话医案集锦

周玉华 ◎ 主编

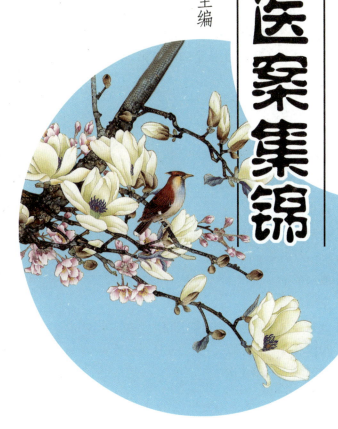

贵州科技出版社

图书在版编目(CIP)数据

王玉林医话医案集锦／周玉华主编. －－贵阳：贵
州科技出版社，2019.3（2025.1重印）
ISBN 978－7－5532－0638－7

Ⅰ．①王… Ⅱ．①周… Ⅲ．①医话－汇编－中国－现
代②医话－汇编－中国－现代 Ⅳ．①R249.7

中国版本图书馆 CIP 数据核字(2018)第 247533 号

王玉林医话医案集锦

WANGYULIN YIHUA YIAN JIJIN

出版发行	贵州科技出版社
地　　址	贵阳市中天会展城会展东路 A 座(邮政编码:550081)
网　　址	http://www.gzstph.com
出 版 人	熊兴平
经　　销	全国新华书店
印　　刷	北京兰星球彩色印刷有限公司
版　　次	2019 年 3 月第 1 版
印　　次	2025 年 1 月第 2 次
字　　数	200 千字
印　　张	10.25
开　　本	787 mm×1092 mm　1/16
定　　价	45.00元

天猫旗舰店:http://gzkjcbs.tmall.com

《王玉林医话医案集锦》
编写委员会

名老中医药专家王玉林介绍

王玉林,1942年2月出生,男,教授、主任医师。第五批、第六批全国老中医药专家学术经验继承工作指导老师,第一批贵州省名中医。现执业于贵州中医药大学(原贵阳中医学院)第二附属医院。

王老是贵阳中医学院成立后的首届毕业生,接受过系统规范的中、西医院校教育6年,从事中医临床、教学、科研工作50余年。王老熟读中医经典,有扎实的中医基础理论知识和深厚的中医功底。曾师从贵州名中医王祖雄、毛玉贤、方以正等,吸取和传承了他们的学术精华及临床辨证思维方法。王老曾到江西中医学院(现江西中医药大学)进修半年,专门学习药用植物学及中药制剂。

王老大学毕业后为响应国家"一根针、一把草"卫生医疗下基层的号召,曾到惠水县的乡镇卫生院担任基层医师5年,其间帮助乡镇卫生院筹建了中草药房和制剂室。出于对中医的热爱,亦有神农尝百草之举,王老亲自带领基层医生上山采中草药,开展中药炮制等工作。1975年国家号召"中医开门办学",王老在惠水的中医开门办学点作为特聘教师教授"中药学"和"中医学"。在贵阳中医学院中药系刚成立时王老承担"药用植物学""中药炮制"等学科的教学工作。多年的中医、中草药临床、教学的工作,王老积累了扎实的中药学,中药炮制、加工、制剂工艺等的知识,练就了对中草药的识别、掌握、运用等一身硬功夫,对药物的性味归经、临床配伍,形成了自己独到的见解,为临床提高疗效打下了坚实的基础。王老还对很多苗药的性味药理、配伍组方见解独到,收集了大量的苗医药的验药、验方,并于临床中应用,形成了自己的苗药用药基础。在准确辨证选方的基础上,王老常加用一些特色苗族验药、验方,配伍相和,相得益彰,缩短了疾病治愈的时间。

王老临床以中医中药为主,中西医结合诊治内科、外科、妇科、儿科疾病。中医方面善于辨证,精于用药,尤其擅长配合运用草药治病,治疗方法多样化,擅长发挥中医综合疗法的优势,采用内外合治、针药并施、食药配合、身心同治等方法治疗疾病,临床应用每获良效。擅长治疗输尿管结石、慢性肾脏病、类风湿关节炎、痛风性关节炎、急慢性胆囊炎、胃炎、哮喘、咳嗽、消渴、冠心病、心衰、痤疮、带状疱疹、荨麻疹、急性咽炎、高血压及肿瘤术后放射线治疗和化学药物治疗引起的红细胞、白细胞低下等内科杂病，对妇科、儿科方面的疾病诊治也独树一帜。王老还擅长口服中药配合穴位注射治疗耳鸣、面瘫等疾病。学术上倡导气机升降学说、扶正固本学说、络病学说。

　　王老不仅热爱祖国医学、医术精湛，而且医德高尚、医风朴实、诲人不倦、仁爱谦和。他严谨的治学精神、孜孜不倦的探索精神、刻苦钻研医道的精神，为后人所传承。

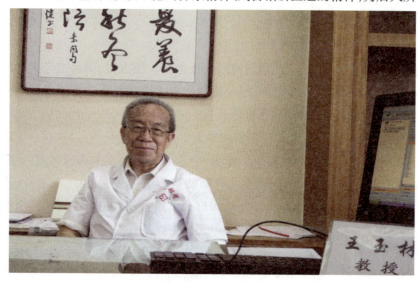

王玉林教授于办公室留影

　　贵阳中医学院第二附属医院 2014 年获得国家中医药管理局"王玉林全国名老中医药专家传承工作室"建设项目。

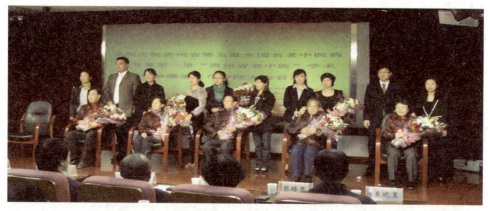

贵州省第五批全国老中医药专家学术经验继承拜师仪式

在王老的指导下,王玉林全国名老中医药专家传承工作室致力于挖掘、总结、整理、传承、研究及推广王玉林名老中医的学术思想和学术经验,研发王玉林教授在数十年在临床应用中疗效显著的经验方和院内制剂,发表论文、专著、科研成果等,培养一批中医的临床型人才和科研型人才,以实现对王玉林名老中医临床经验和学术思想的继承和创新。

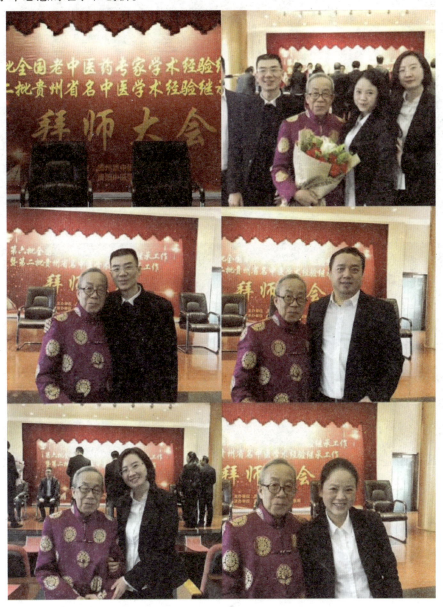

贵州省第六批全国老中医药专家学术经验继承拜师仪式

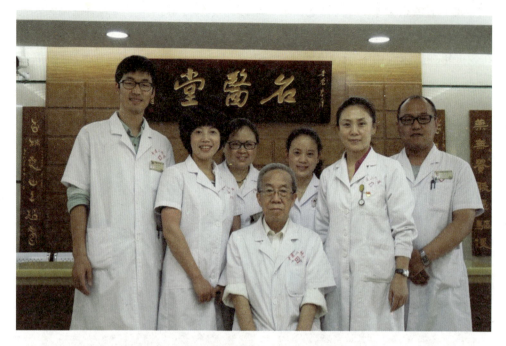

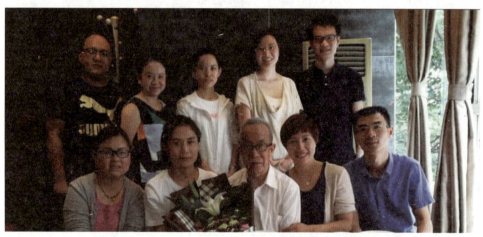

王玉林全国名老中医药专家传承工作室人员

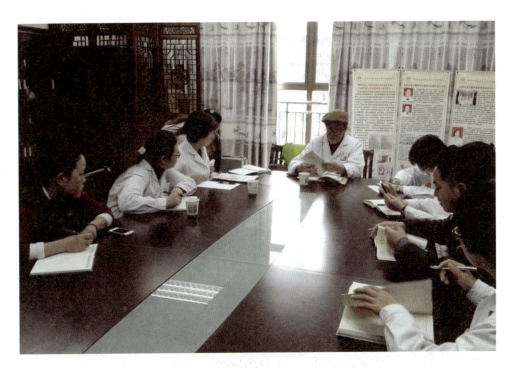

人才培养——王玉林教授做学术经验讲座

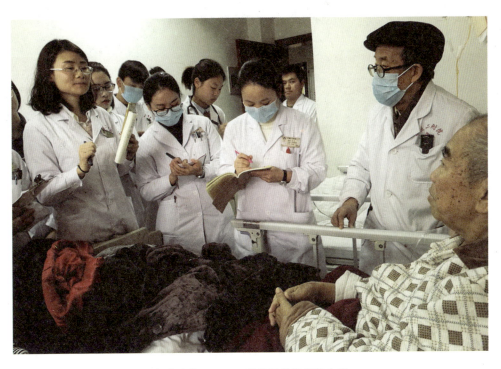

人才培养——王玉林教授进行教学查房

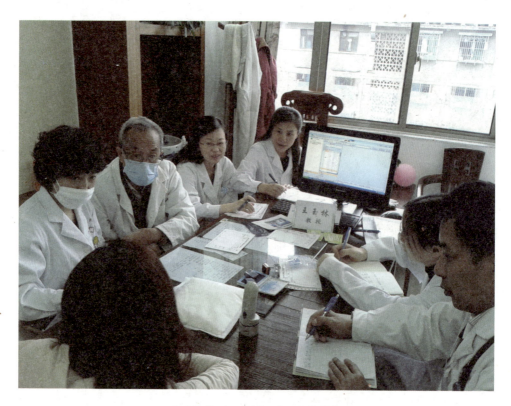

人才培养——跟师门诊　临床带教

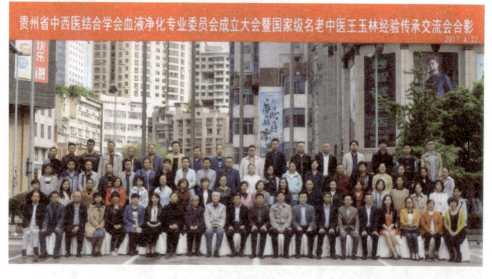

贵州省中西医结合学会血液净化专业委员会成立大会暨国家级名老中医王玉林经验传承交流会合影

2017.4.22

人才培养——开展继续教育　推广学术经验

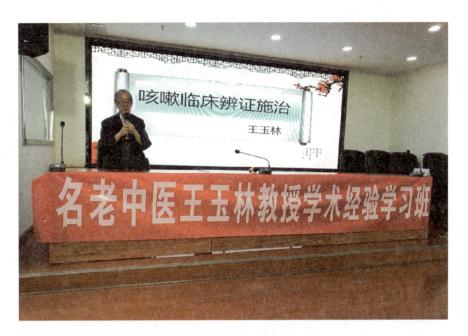

王玉林教授在继续教育培训班上讲课

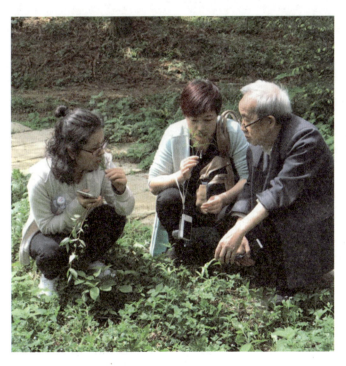

人才培养——王玉林教授带师承人员采药

中医学源远流长,为中华民族的繁衍生息做出了重要的贡献,在中华民族悠久的历史文化长河中,涌现了一批批品德高尚、医术精湛的名医。传承是中医发展、创新的根本,名老中医药专家的临证经验和学术思想是中医药学的宝库,必须及时挖掘、整理、推广和传承。国家为了更好地继承和抢救名老中医药专家的学术思想和临床经验,开展了"全国老中医药专家学术经验继承"师承教育的学习模式,开展了"全国名老中医药专家传承工作室"建设项目工作。

贵阳中医学院第二附属医院 2014 年获得国家中医药管理局"王玉林全国名老中医药专家传承工作室"建设项目。工作室传承队伍中有 2 名"第五批全国老中医药专家王玉林学术经验继承人",有 2 名"第六批全国老中医药专家王玉林学术经验继承人",有 2 名"贵州省名中医王玉林学术经验继承人"。王玉林全国名老中医药专家传承工作室在王老的指导下,致力于挖掘、整理、传承、研究、创新、推广王玉林名老中医的临床经验和学术思想,并进行中医人才的培养。

为了深入、完整地发扬和传承名老中医王玉林教授的学术经验,王玉林全国名老中医药专家传承工作室所有人员精心整理完成了本书。全书分为两大部分,第一部分为临证医话,内容包括:临床常见病的诊治经验、治法、用药心得,尤其是苗药的用药经验。第二部分为医案举隅,以医案为着眼点,以案说理,喻理于案。学者要想寻求前人心得,钻研医案可以收到事半功倍之效。

王清任在其《医林改错·半身不遂论叙》中指出:"医家立言著书,心存济世者,乃良善之心也。必须亲治其症,屡验方法,万无一失,方可传与后人。"书以实事求是的精神为撰写宗旨,书中有关治疗的方法,皆是王玉林教授亲治之病,经过屡次实践检验的方法。本书的内容均由王玉林教授亲自审核过,具有较高的实用价值。

书中所拟药方涉及的部分动物药材如麝香、犀角等,来源于珍稀动物,根据国家法律,目前已不能使用,可用其他相似药材替代,特此说明。希望本书的出版能为更多的读者奉上原汁原味的名老中医经验,有助于名医学术经验的继承,利于中医学术的发展。书中错漏之处,恳请读者批评指正。

本书的出版得到贵州省中医药管理局,贵阳中医学院第二附属医院党政领导及科研教学部的大力支持,在此一并致谢!同时感谢王玉林全国名老中医药专家传承工作室团队中各位成员的辛勤工作。

编 者

2018 年 12 月

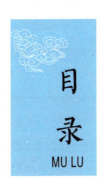

目录
MU LU

上篇　临证医话

下篇　医案举隅

上篇　临证医话

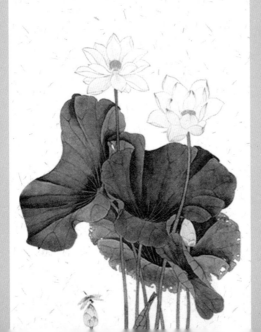

第一章　王玉林讲座录音专题辑要

第一节　临床应用自拟升降汤的经验简介

气机升降学说是中国传统医学的重要理论。气机的升降出入是人体生命活动的表现形式,也是脏腑功能的表现形式。气机升降运动维系着人体的正常生命活动,人的生老病死均与气机有关。

气机升降的关系反映了脏腑之间的关系,如肝升肺降、脾升胃降、肝升胆降。若气机失调则脏腑功能失调,疾病乃发生。故调畅脏腑气机,恢复脏腑的升降出入平衡的协调,疾病才能痊愈。

历代医家高度重视气机升降学说,并用气机升降理论来解释生理功能和病理表现,指导临床医疗实践,且始终贯穿在脏腑辨证、三焦辨证等思想体系中。故我们在治疗疾病过程中强调整体平衡,将升降结合、调理脏腑气机的治疗原则始终贯穿于治疗过程中。如治疗咳嗽时,因各种原因导致肺宣发肃降功能失常,治疗时在辨证治疗的基础上注重调畅气机,宣降同调,有升有降,如用桔梗配杏仁或桔梗配枇杷叶、紫菀配苏子,一升一降,调畅肺的气机。久咳不愈者,乃气出多入少,故调理出入平衡,予以五味子收敛肺气,出入协调后咳嗽自止。故学好和运用气机升降理论有很重要的意义,需要我们反复研读,耐心咀嚼。

一、气机升降学说的基本理论

气机升降学说的基本理论源自《黄帝内经》,《读医随笔·升降出入论》记载:"出入废则神机化灭,升降息则气立孤危。故非出入则无以生长壮老已,非升降则无以生长化收藏。升降出入,无器不有,器散则分之,生化息矣。"清阳出上窍,浊阴出下窍,饮入于胃,游溢精气,上输于脾,脾气散精,上归于肺,通调水道,下输膀胱等,指出人体气机升降运动形式。由于升降出入不断地运动,维持着人体的正常生命活动,这就是人体的生理功能。同时也指出人体的病理现象:清气在下则生飧泄,浊气在上,则生腹胀。这是气机升降失常而致病变丛生,反之病变丛生又可导致升降紊乱。"出入废则神机化灭,升降息则气立孤危"说明生死之机,升降而已。临床上我们只要掌握了脏腑气机升降,无论八纲辨证还是脏腑辨证等,辨证施治就可以得其要领。

二、脏腑气机的升降基本规律

一般认为肝、脾、肾主升,心、肺、胃、胆、大肠、小肠、膀胱主降,彼此之间升降合作,步调协调,保持脏腑机能的相对平衡,维系着人体生命枢机正常运转。如肺主呼吸,吐故纳新;肺主呼气,肾主纳气,心火下降,肾水升腾;脾升胃降;等等。一旦由于外因或内因及不内外因等造成气机升降失常,可导致气机升降的病证。

气机升降的病证范围,大致归纳为三类:升降不及(虚证)、升降太过(实证)、升降反作(有虚证、实证、气陷、气逆)。

升降不及(虚证):如脾气虚(脾升不及),肺气虚(宣降无力),肝(脾)胃气滞(肝气不升,脾气不升,胃气不降);六腑通降下行的功能失调,表现为便秘、癃闭、淋证、腹胀痛等证。

升降太过(实证):肝升太过,证见肝阳上亢(症见头晕眼花,耳鸣,头脑掣痛,太阳穴抽掣搏动,脑中烘热,心烦易怒,寐不安,头重脚轻,肢麻颤动)。肝火上炎(症见头痛如裂,耳鸣如蝉,面红目赤,口干口苦,急躁易怒)。肝阳化风(症见眩晕、头痛欲裂,口眼歪斜,语言謇塞,肢体偏废,半身不遂,神昏仆,不省人事,血与气并走于上,则为厥,厥则暴死,气复返则生,不复返则死)。腑降太过,证见腹泻、便溏、遗尿等。

升降反作(有虚证、实证、气陷、气逆):升之反作,证见脾气不升反而下陷,表现为内脏下垂、脱肛、久泻、白带多、气虚阳郁内伤发热,气不摄血之崩漏等;降之反作,如肺气上逆、胃气上逆、胆火上逆等。

气机升降失常临床辨证用得较多的为中焦气滞,最重要的还是脾胃升降理论。这是因为脾胃共处中焦,为人体气机升降之枢纽。脾胃为后天之本,是气血化生源泉,脾气升则气血生,水谷精微升,清窍得养,胃气降方能受纳水谷,腐熟水谷,传送糟粕出下窍。脾气上行肝气随之以升,胃气下行,则胆火随之下降。因此,升脾降胃或升肝脾、降胆胃在临床上应用最广。再如:肾、泌尿系疾病辨证论治三脏,饮入于胃,游溢于精气,上归于脾,脾气散精,上归于肺,通调水道,下输膀胱。涉及上中下三焦,肺脾肾三脏。《素问·阴阳应象大论》说:"清阳出上窍,浊阴出下窍;清阳发腠理,浊阴走五脏;清阳实四肢,浊阴归六腑。"若清阳不升,浊邪不降,则头昏眼花,头面水肿,脘腹饱胀,腹中有水,困倦无力,纳减便溏,小便短少,或淋或闭,双脚肿胀,按之凹陷,即肺失宣降,脾失健运,肾失开合,这就是水肿的病机。所以,我们崇土治水,宣肺通淋,温肾化水,升清降浊,调理三焦气机郁滞治疗水肿多获良效。

三、自拟升降汤简介

1. 基本方组成

荷叶 12 g	桑叶 12 g	瓜蒌 6 g	法半夏 6 g
没药 3 g	通草 3 g	甘草 3 g	枳壳 6 g
蝉蜕 6 g			

2. 方 解

荷叶、桑叶:味苦、甘,性寒,归肝肺经,清香升散利头目,升清阳出上窍;瓜蒌、法半夏:味辛、苦,坚阴燥湿化痰,和胃降逆止呕,助胃肠传化降浊气;没药:味辛、苦,性平,归心肝脾经,散瘀走五脏六腑;通草:味甘、淡,性微寒,归肺胃经,功擅利尿通淋,降浊阴出下窍;甘草:调和诸药,甘缓安中;枳壳、蝉蜕:疏风理气,调气通滞。

3. 立方依据

本方依据肺为华盖,主皮毛,为水之上源,肾主水,与膀胱互为表里,司二便,气化出则水道利。《黄帝内经》说:"清阳出上窍,浊阴出下窍;……清阳不升……浊阴不降……升清降浊,疏利气机……升清则肺气肃降……通调水道……下输膀胱……气化出,水道利,小便自畅。"故立方以升清降浊为宗旨,设诸药共为一方,共凑升清降浊,疏调气机郁滞,上中下三焦气血水道畅通,清阳升,浊邪湿毒有化气出路,而不留着郁滞三焦,五脏六腑彼此升降合作,保持脏腑机能的气化平衡协调,而达扶正祛邪之目的。

4. 运用加减化裁

(1)高热:加芦根、葛根、僵蚕、鸭跖草等。

(2)感染:加金银花、野菊花、紫花地丁、蒲公英等清热解毒。

(3)表证:风寒证加荆芥、防风、苏叶、藿梗;风热证加金银花、连翘、薄荷、浮萍等疏表。

(4)咽喉充血红肿疼痛:加金银花、连翘、黄芩、山栀。

(5)尿常规见红细胞增多:加仙鹤草、茜草根、白茅根、血余炭。

(6)尿常规见白细胞增多:加蒲公英、紫花地丁、石苇、鱼腥草。

(7)尿少尿闭:加滑石、石菖蒲、泽泻、猪苓以利窍通淋。

(8)尿频、尿急、气滞不爽:加肉桂或桂枝少许,膀胱化气尿自通畅。

(9)小腹坠胀、小便疼痛不畅为气淋证:虚证为脾肾气虚,当升提宣肺,加黄芪、升麻、党参、枇杷叶;实证乃气滞,当理气益肠,加沉香、石苇、滑石、青皮。水道通调膀胱利,尿自通。

(10)腰痛:加杜仲、川续断、补骨脂、狗脊片;阴虚者加生地、旱莲草;阳虚者加淫羊藿、巴戟天。

(11)神疲乏力:加太子参、山药、党参、白术。

(12)夹瘀血、舌紫:加水蛭、红花、赤芍、丹参。

(13)浮肿:加冬瓜皮、白茅根、益母草、车前草。

(14)脾虚证(浮肿早上轻,午后重,以双下肢较明显):加茯苓、猪苓、泽泻、木通,另加桂枝少许化气行水,水肿自消。

(15)肾炎患者有蛋白尿:加漏芦、山萸肉、黄芪、芡实;或久治不愈者,可加玉米须、桑螵蛸,补益肾气,固藏精微。

（16）尿中有管型者：加丹参 15 g、通草 10 g。

（17）肾关不固，夜尿频、遗尿或尿失禁者：加覆盆子、桑螵蛸、金樱子、益智仁固肾缩尿。

（18）肾结石、输尿管结石：按石淋辨证，加五金化石汤，金钱草、海金沙、鸡内金、郁金、金铃子。

（19）血精：加四味清肝火，龙胆草、黄芩、山栀、丹皮；或加四味止血散，仙鹤草、六月雪、白茅根、血余炭。

（20）胆石症：加六万金鸡汤，六月雪、万年荞、鸡内金、鸡矢藤或少佐金钱草、海金沙、鸡内金、郁金以利胆。

（21）胆囊炎：加四味清热止痛散，蒲公英、虎杖、川楝子、延胡索，合黄芩、山楂、鸡内金、夏枯草，以调和肝脾助运化浊。

（22）皮肤过敏瘙痒：加四味止敏汤，蝉蜕、炒苍耳子、地龙、乌梢蛇，以疏风止痒抗过敏。

（23）伴鼻炎：加四味鼻炎汤，辛夷花、炒苍耳子、鱼腥草、鹅不食草，以辛散升阳出上窍。

（24）中气不升，反降下陷：加四味举陷汤，黄芪、升麻、陈皮、柴胡，以托举升陷。

（25）脾升不足：加四君子汤，党参、白术、茯苓、甘草，纳食差者加陈皮、苡仁、砂仁壳、藿香以醒脾开胃，脾升胃降则中焦气顺，升降有常。

（26）胃失和降：加二陈汤，陈皮、法半夏、茯苓、甘草；呕吐因胃失和降而升降反作而致，加生姜汁、竹茹、法半夏、枇杷叶。

（27）头昏眼花：加四味正眩汤，桑叶、菊花、龙骨、牡蛎；伴高血压者加杜仲、天麻、钩藤、豨莶草。

（28）胃肠积滞：加四消散，神曲、稻芽、山楂、莱菔子，以消食顺气，助运化，致浊气降而积滞消。

（29）咳嗽：加四味止嗽散，平地木、蒲公英、炒紫菀、百部，以宣肺止嗽。

（30）哮喘：加四子定喘汤，苏子、白芥子、炒莱菔子、葶苈子；肾失摄纳加淫羊藿、补骨脂、丹参、沉香，补肾纳气，气不上逆而哮喘自平。

5. 功能与主治

（1）功能：调理三焦气滞，维护脏腑升降平衡。

（2）主治：

上焦：清阳不升则症见头昏眼花、耳目不聪、神疲倦怠；肺虚则症见气短、喘咳

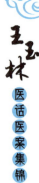

乏力,畏风汗出。

中焦:脾胃虚弱则症见纳差食少,脘腹饱胀,呃逆嗳气;肝胆气滞则症见心烦胁痛、慢性胆囊炎、胆结石。

下焦:浊气不降、腑气不通则症见便秘、肛门坠胀。肾与膀胱气化失常,尿道刺激则症见尿频、尿急、胀痛、欲出不出、尿分叉、滴沥不净,或肾输尿管结石、绞痛、尿血。肺脾肾虚则症见水肿、慢性肾衰、尿浊脂膏、微量蛋白、血尿等。随脏腑升降功能失常辨证化裁,不拘一格,灵活施治。

第二节　六月雪的临床应用

六月雪,为民间草药,临床因其治疗范围广泛,涉及内、外、妇、儿、口腔、皮肤、五官等多学科,且疗效显著,故而备受推崇,是一种低价高效的应用广泛的草药,贵州苗医尤其广泛使用。下面将从六月雪的药源植物、性味归经与功效主治、配伍用法、应用文献摘要及临床治验进行讲解。

一、药源植物

六月雪,是茜草科植物六月雪或白马骨的全草。又名路边金、满天星、路边鸡、六月冷、曲节草、路边荆、白雪丹、日日有等。同属植物白马骨,形态、功效与六月雪相似,这两种植物的根均可入药。六月雪为双子叶植物纲,茜草科植物。六月雪原植物的外形为常绿小灌木,高可达 1 m,通常高 25～45 cm。生于土坎、山坡。多分支,根细长,外皮黄色。树皮灰白色,枝条甚韧,灰白色或青灰色,嫩枝有微毛,揉之有臭味。叶对生,常数片丛生于小枝顶端,叶片卵形至狭椭圆形或椭圆状倒披针形,长 1.5～3 cm,宽 5～15 mm。萼裂三角形,较短。近革质,先端有小突尖,全缘,基部渐狭而成一短柄,柄长 1～1.5 mm。花枝顶腋簇生,花冠漏斗形,白色。核果近球形。全株药用。花期4—6月,果期9—11月。分布于广西、广东、四川、贵州、江西、江苏、浙江、福建等地。

夏、秋、冬均可采收,洗净晒干备用,也可鲜用。干燥枝呈深灰色,表面有纵裂,栓皮往往剥离。嫩枝浅灰色,节处围有膜质的托叶,花丛生枝顶,花萼呈灰白色,5裂,膜质。枝质稍硬,折断面带纤维性。叶大部分脱落,少数留存,绿黄色,薄革质,卷曲不平,质脆易折断。

六月雪常见的品种有两种类型:一种是丛生的,花色白微带红色,花形喇叭状,此为粗品;另一种是独干式小乔木树形,花纯白,重瓣,此为上品。

六月雪的化学成分主要为挥发油类、糖类、甾体类、萜类等,六月雪具有抗菌、解热止痛、抗肝炎病毒、保肝等作用。

二、性味归经与功效主治

六月雪味淡、微辛,性凉。《本草拾遗》记载无毒。归肝、脾、肺、胃经。其具有活血、凉血、疏肝解郁、疏风解表、清热解毒、利湿、消肿止痛、舒筋活络等功效。能治疗急、慢性肝炎,高血压头痛,偏头痛,头晕目眩,牙周炎,感冒,咽喉炎,扁桃体炎,咳嗽,风湿性腰腿痛,带下,肠炎,痢疾,恶疮肿毒,目赤肿痛,眼翳,淋巴结核,慢性肾炎引起的水肿,小儿疳积等。

三、配伍用法

配海风藤可祛风通络止痛;配桑寄生可祛风湿、补肝肾;配芡实可健脾燥湿、清热止带。用量为:煎汤内服 10~15 g,鲜者 30~60 g,但脾胃虚寒者需慎服。

四、应用文献摘要

(1)治疗水痢:白马骨茎叶煮汁服用。摘自《本草拾遗》。

(2)治肝炎:六月雪 60 g,过路黄 30 g,水煎服。摘自《浙江民间常用草药》。

(3)治疗偏头痛:六月雪 40 g,水煎,加少许盐服。摘自《泉州本草》。

(4)治牙痛:六月雪 30 g、蒲公英 15 g、紫花地丁 9 g、威灵仙 9 g,水煎含服。摘自《袖珍中草药彩色图谱》。

（5）治疗肠炎泄泻：六月雪 20 g、委陵菜 20 g，水煎服。

（6）治疗感冒：六月雪 30 g、金银花 10 g、菊花 10 g，水煎服。

（7）治疗咽喉炎：六月雪 10～15 g，水煎服。日 1 剂。摘自《（广西）中草药新医疗法处方集》。

（8）治疗肾盂肾炎：六月雪 30 g、蒲公英 15 g、紫花地丁 15 g，水煎服。

（9）治疗目赤肿痛：六月雪 40 g、菊花 10 g，煎水服，药渣再煎水熏洗。

（10）治疗白带过多：鲜六月雪根 50 g、瘦猪肉 100 g，加水炖烂，食肉喝汤。

（11）治疗咳嗽、痰中带血：白马骨根 50～100 g，加瘦猪肉 100 g 炖汤，喝汤。摘自《江西民间草药验方》。

（12）治疗慢性肾炎水肿：六月雪 30 g，与老母鸡同炖，喝汤吃肉。摘自《安徽药材》。

五、临床治验

1. 治疗头痛体会

对于肝失疏泄、气郁化火、阳亢风动的肝阳头痛，多伴有头胀、眩晕，肝火上炎，扰乱心神则心烦易怒、睡眠欠佳。六月雪入肝经，具有疏肝解郁、清热、活血、凉血、止痛的功效。常配伍柴胡、黄芩、升麻、夏枯草、桑叶、菊花等，疗效较好。一般 4～5 天头痛就明显减轻。

医案：某女，47 岁，反复性头痛 7 年多，复发加重 2 天。7 年前患者在一次家庭矛盾后出现突发头痛，痛时头胀如裂，头紧头昏，目胀欲出，痛及双侧及颠顶，经诊疗后好转（具体用药不详），此后每生气或受热后发作，痛时面目赤红。目中分泌物多，心烦易怒，小便黄，便秘。舌质红，苔薄黄，脉弦数。各项生命体征无异常，脑部计算机断层扫描（CT）检查无异常。治以平肝潜阳、清肝泻火、疏肝解郁为主，方剂如下。

六月雪 60 g	川芎 15 g	柴胡 10 g	黄芩 10 g
龙胆草 10 g	夏枯草 10 g	菊花 15 g	桑叶 15 g
天麻 10 g	白芍 30 g		

3 剂，水煎服。

服完第 2 剂时患者诉头痛消失。主症一解，兼症消失。早在《本草拾遗》上便有记载，六月雪，善活血、凉血、疏肝泻湿、舒经活络。主要用于各种偏头痛，牙、喉疼痛。现代药理学证实:六月雪所含的β-谷甾醇具有消炎、解热镇痛的功效。

2. 治疗急性黄疸型肝炎体会

急性黄疸型肝炎,中医辨证为湿热内蕴型黄疸,在用茵陈蒿汤治疗的基础上,再加六月雪,退黄效果就变得十分显著了。因为六月雪具有清热利湿退黄、疏肝凉血的作用,《江西民间草药验方》上记载:"六月雪,治湿热黄疸,小儿疳积……湿热脚气"。

医案:某男,28岁,厨师,厌食无力7天多,伴皮肤黄染3天,于2008年3月19日在某西医医院就诊,经检查诊断为急性黄疸型肝炎。就诊时患者症见皮肤、巩膜黄染,黄色鲜明,口干苦,恶心欲吐,不欲饮食,小便黄,大便正常,偶感胁部隐痛。舌质红苔黄腻,脉滑数。患者平素饮食不节,长期食用肥甘厚味辛辣之品。中医诊断为黄疸,证属湿热蕴结中焦,方以茵陈蒿汤治疗以清热祛湿,通腑退黄,方药如下。

六月雪60 g　　茵陈20 g　　栀子12 g　　大黄6 g

连续服用1月后述症状消失,抽血复查肝功能正常。此方重用六月雪,就取其清热利湿之功效。

3. 治疗淤胆型肝炎体会

淤胆型肝炎,因湿热不解,阻滞血脉,逼迫胆汁外溢,浸渍肌肤而发黄,一般黄疸较深,消退缓慢,可达半年甚至1年。治疗以水蛭,入血分,破瘀血,具有活血退黄作用,常配伍六月雪、赤芍、丹参、郁金、生大黄等治疗,能促使黄疸迅速消退。一般用药1～2月黄疸都能消退,疗效满意。

医案:贾×,男,41岁,1990年3月10日就诊。因淤胆型肝炎而住传染病房治疗1个月,肝功能检查总胆红素(TBil)275 μmol/L,其他项目均正常。因黄疸消退缓慢而要求中药治疗,症见全身发黄,色泽晦暗,皮肤瘙痒,小便深黄,精神食欲均可,舌质暗红,脉弦。治疗以活血退黄为法,方剂如下。

水蛭15 g　　生大黄15 g后下　　虎杖根30 g　　丹参30 g

赤芍30 g　　郁金15 g　　六月雪30 g　　桃仁10 g

生苡仁30 g　　泽泻30 g

连续服用1个月后,复查肝功能,总胆红素18 μmol/L,自觉上述症状消失,随访正常。水蛭破血功能虽好,但六月雪因其性凉,能凉血活血,疏肝泄湿退黄,其对黄疸的迅速消退起到明显的推动作用。

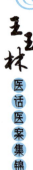
4.治疗妇科崩漏带下的体会

病案:某女,45 岁,农民,因经来不去,淋漓不尽半月,于 2008 年 3 月 18 日就诊。半月前患者无明显原因月经提前 7 天,来潮后不去,量少色鲜红,有血块,小腹隐痛,小便黄赤,曾在乡卫生院诊断为功能性子宫出血,经治疗后效果不甚理想。就诊时症见面色红赤,小腹坠胀,情绪低落,长叹息,月经量少,色鲜红,淋漓不净,夹有血块,白带过多,小便黄,大便正常。舌质红苔黄腻,脉滑数。治疗以清解湿热,凉血止血为法,方剂如下。

六月雪 60 g	黄芩 20 g	白芍 20 g	血余炭 30 g
陈皮 20 g	柴胡 20 g	升麻 20 g	仙鹤草 20 g

4 剂,水煎服。

服 4 剂药后,患者血止,腹痛消失。患者因湿热下注,热伤血络,迫血妄行以致经血不止。此方中六月雪,入肝经,有清热祛湿、收敛、凉血止血的功效,清肝经湿热,热解则血止。现代药理学证实,六月雪所含的皂苷类具有抗炎、抑菌、增强免疫力的作用。

综上所述,六月雪具有多种功效,在临床上应用相当广泛,涉及的疾病也较繁多,应用大多效果较好。《安徽药材》记载:"六月雪与老母鸡同煮,能治慢性肾衰。"由此可见,六月雪药效好,治疗范围广,究其原因,首先从祖国医学方面来看,该药味辛性凉,则在解肌发表、清热、活血、凉血、疏肝解郁及消肿止痛等方面表现突出,可运用到外感发热、头痛之中,对于肝阳上亢所致头痛效果显著;六月雪味淡,具收涩功效,用于止水痢、白带、肠炎腹泻效果良好。现代药理学显示,六月雪化学成分中的鞣质具收敛性,内服可治疗胃肠道出血、溃疡和水泻等。六月雪具有发散、行气、行血的功能,故对水湿内停引起的水肿、小便不利,乃至湿邪所致的黄疸、泄泻、带下、湿疹、痰饮等均能达到治疗的目的。故临床上在中医辨证论治的基础上,配合六月雪进行合理遣药组方,能明显提高临床疗效,且起效快,可缩短疗程,充分发挥了中草药的优势。像六月雪这类疗效好、见效快、疗程短、效果稳定的药物,其味淡不苦,还可考虑运用到药膳当中,多渠道地发挥其功能。

注意运用六月雪可能出现的不良反应:呼吸困难、四肢强直、步态不协调、痉挛。出现不良反应的解救方法:①洗胃,口服通用解毒剂或药用炭。②静脉输液,对症治疗。③中药解毒,甘草 120 g 水煎服。四肢痉挛强直时,可用全虫 6 g、薄荷 6 g、天麻 9 g、制南星 9 g、蝉蜕 9 g、黄芩 9 g、蜈蚣 3 条,水煎服,分 2 次服用。

第三节　中草药中毒的诊治常识

　　我们临床常用的中草药，一般具有不同程度的毒性，当用量过大，炮制、煎煮不得法，或机体功能下降(如肝肾功能不全)均可发生中毒，药物就变成毒物。但并非有毒药物都不能用，临床上我们常利用一些有毒药物的特殊作用来治病，首先控制它的剂量，采用适当的炮制、煎煮方法和剂型来治疗疾病，这里毒物又成了药物。药物除了有治疗作用外，还可以引起过敏反应和中毒反应，一般来说，过敏反应与个体体质有关，而中毒反应则和用量过大或药量的蓄积、用法有关。所以，我们除了应当对药物的治疗作用有清楚的认识外，对药物可能导致的不良反应也应有足够的认识和警惕，尤其是对有毒的中草药的认识更应该掌握。

一、中草药有毒的界定

1. 何谓有毒中草药

　　(1)人(畜)误食后可引起中毒反应的中草药，严重可致死亡(因为误用量过大、过久所致)。

　　(2)人(畜)接触其汁液或被其刺或毛蜇伤后引起发痒、刺痛、起水疱等不正常反应。

2. 怎样观察判别有毒中草药

1)观感判别

　　(1) 植物各部或某部有苦味、涩味、麻味、辣味等特殊刺激气味的中草药可能有毒。

　　(2) 根、茎、叶经折断后有乳白色汁液或淡茶色水液或胶质黏液的中草药，除了确知少数可食的种类外，大多数有毒。

　　(3)群众用来除"四害"(苍蝇、蚊子、老鼠、蟑螂)、驱寄生虫的中草药一般有毒,不能食用。

(4)家畜吃了出现中毒反应的中草药一般有毒,不能食用。

2)动物实验

(1)用20%~50%样品水浸渍,养小金鱼观察1~2天,若小金鱼能正常生活,提示该植物不至于引起中毒。

(2)用小白鼠、家兔、小狗做实验。选取健康动物,做急性毒性实验时要空腹。分组观察并设置对照组,每组3~8只,越多越好。饲喂法做急性中毒实验时,用可疑有毒植物30%或更多,掺入正常饲料中喂养,每天2~3次,饲料要喂足。灌胃法是急性中毒实验的常用法,方法如下:先将样品磨碎,制成20%的液体,以动物的千克体重食量计算,一般小白鼠灌0.5 mL,家兔每千克体重灌20~30 mL,间断3~4 h灌1次,连灌3次,观察24~72 h。在实验期间,观察记录动物的呼吸、心率、活动、粪便有无变化,以及有无烦躁不安、嗜睡、惊厥、蜷毛等反应,神经系统中毒反应最重要的指标是死亡。

3)化学鉴定

化学实验只能预测成分,并不能说明能否中毒。比较完善的是动物实验。观察判别也不很可靠,只作参考,最好是请教当地群众,如群众认为有毒,最好在未经动物实验前不要尝试。

二、引起中毒的原因

1. 误　食

人们常因误食中毒。如误食蕈子、马桑,误把苍耳子芽当黄豆芽服等情况最常见,一旦发生,中毒症候出现迅速,能引起循环衰竭。

2. 误　用

由于不知医术或不懂药性的人将有毒动、植物误用(或用法不当)为防病治病之药,而造成药物中毒,如斑蝥、马钱子等中毒。

3. 炮制加工不当引起中毒

如制南星、炮附片、制附子,如果炮制加工不当,可以引起口舌麻辣。牵牛子含牵牛子苷,为泻下成分,炒制后可以破坏其作用;使泻下作用减轻,达到缓下作用;

如果炮制加工不当,则泻下作用强。半夏含生物碱,其有毒成分不溶或难溶于水,不能被生姜破坏,加热100 ℃ 3 h也不能完全破坏;生用少量可出现口舌麻木的中毒反应,服量大可出现舌、口腔、唇、咽喉肿胀、烧灼样疼痛,不能言语、流涎,甚至出现呼吸困难、痉挛,最后窒息死亡。

4.其他原因引起中毒

环境污染、工作条件差、无防护等引起中毒,或管理不妥,造成有意用有毒之品毒杀他人或自杀。例如:巴豆,性热,味辣,有大毒,能泻下冷积,逐水消肿。常用量,用巴豆霜(去油后)0.15~0.3 g入丸散剂。巴豆的毒性物质是一种毒性蛋白质(称巴豆毒素),对动物毒性极大,系一种细胞原浆毒,能溶解红细胞,使局部细胞坏死、变性。但加热到110 ℃时毒性即消失。巴豆油中的巴豆油酸,在消化器官内分解为甘油及巴豆酸,这种盐类有强腐蚀性和峻下作用,引起肠道炎症,使肠道蠕动强烈,有时可引起肠嵌顿、肠出血、腹痛等症。巴豆油涂在皮肤上先引起发红,然后生出红色疹子或水疱,甚至能引起脓疮。注入皮下可引起蜂窝织炎。巴豆油服1/4滴即能引起猛烈的腹泻,服半滴至1滴即有严重的症状,内服20滴可以致死,巴豆致死量为15~20粒。所以,对巴豆应加强管理,应以专人专柜红处方管理。在加工房内加工,孕妇、儿童应远离。加工人员应用日光暴晒,用木棒敲裂,千万不可用手直接脱壳,谨防巴豆毒素引起皮肤发炎,如果滴入眼内可引起角膜炎、结膜炎。

三、有毒中草药进入体内的途径

有毒中草药进入体内的途径包括食道、气道、皮毛、血道。出现症状、吸收最快的是血道,最慢的是食道。

1.由食道而入

服用,经口、食道、胃、肠黏膜而入,主要是毒物进入小肠被吸收,经小肠液和酶作用,毒性已经有了变化,血液流经肝脏中毒,再分布到全身。

2.由气道而入

肺泡表面积大,毛细血管丰富,经呼吸道进入的毒性药物可以迅速进入血液循环,出现中毒症状快,病情重,作用机制如同止喘类的喷雾剂。如:吸食罂粟壳、吸入洋金花。

3. 由皮毛而入

有些毒物可通过皮肤这道屏障,通过毛孔到皮脂腺而被吸收进入体内,一些对皮肤有刺激性和损伤性作用的毒物,可以使皮肤损伤、充血,更加快了毒物吸收。脂溶性毒物可以经过皮脂腺开口进入皮脂腺,吸收后引起中毒。

4. 由血道而入

有剧毒的药物直接注入血道,用量过大、过速,均可造成急性中毒,中毒症状出现快,往往损及重要脏器,抢救不及时常致死亡。

四、常见中草药中毒症状

1. 症状有轻有重,或由轻到重

消化系统症状:恶心、呕吐、腹痛、腹泻、黄疸等。

呼吸系统症状:呼吸加快或减慢或呼吸困难,面色青紫等。

心脑血管系统症状:心跳加快或减慢,休克,昏迷或烦躁不安,惊厥、麻痹等,甚至死亡。

2. 常见中草药中毒的症状

曼陀罗中毒症状:面红,皮肤干燥。

马桑中毒症状:面青紫。

蚕豆中毒症状:面黄。

毒扁豆中毒症状:皮肤汗出。

麻黄、毒芹中毒症状:瞳孔散大。

鸦片、半边莲中毒症状:瞳孔缩小。

马钱子、白龙须、颠茄中毒症状:惊厥。

毒蕈中毒症状:谵妄。

辣蓼、泽泻、珊瑚中毒症状:麻痹、嗜睡。

杏仁、桃仁、枇杷仁中毒症状:昏倒。

细辛、荜澄茄、闹羊花中毒症状：呼吸麻痹。

萝芙木中毒症状：呼吸过深。

石蒜、山豆根、蝙蝠葛中毒症状：流涎、呕吐。

狼毒、大戟、苍耳子、商陆、芫花中毒症状：泻下、便血。

夹竹桃、八角枫、乌头中毒症状：心跳变慢。

斑蝥、蓖麻子、马兜铃中毒症状：血尿。

五、中草药急性中毒的救治原则

（1）立即终止食用、药用及吸入、接触有毒药物。

（2）迅速清除已经进入体内尚未吸收的毒物。

（3）已吸收的毒物，早用解毒药，增加机体解毒力，加速毒物排出。

（4）中西医结合抢救重症：如抽搐、厥脱、昏迷、喘促的抢救，应分秒必争。

（5）留观监护，做好记录。

（6）预防并发症。

六、中草药中毒的一般救治方法

（一）西医常用解毒方法

清除毒物（清洗皮肤及黏膜，洗胃，催吐，导泻），阻止毒物吸收，促进排泄（大量补液），对症治疗等。

（二）中医常用解毒方法

1. 催 吐

（1）服饱和食盐水，以饱为度。

（2）三圣散：藜芦 6 g、防风 10 g、瓜蒂 10 g 或白矾 6 g，研末开水冲服。

（3）生鸡蛋 10~20 个，用蛋白加白矾 6~9 g 服用。

（4）催吐解毒汤：①甘草 60 g、瓜蒌 8 g、玄参 60 g、地榆 15 g，水煎服。②单用苦参 30 g，水煎服。③盐水绿豆汤，反复运用催吐。

2. 吸附剂

服食白陶土或骨灰粉。

3. 胃保护剂

服食牛奶、米汤、面糊、蛋清。

4. 润滑剂

灌服生菜油、猪油、茶油等。或生菜油灌肠。

5. 通下剂

已入肠道但未完全吸收口服药物,用以下导泻药:

(1)当归 90 g、大黄 30 g、明矾 30 g、甘草 15 g,水煎服。

(2)厚朴 10 g、大黄 6 g,用水 100 mL 煎取 60 mL,顿服。

(3)元明粉 15～30 g、番泻叶 15 g,泡服。

6. 灌肠法

口服导泻药仍不能完全排除,或有的药物 48 h 仍不能吸收者,用灌肠法:

(1)温水 200～500 mL,高位灌肠。

(2)大黄或番泻叶煎水 200～500 mL 灌肠。

7. 利尿法

(1)车前草 30 g、白茅根 30 g,水煎服。

(2)五苓散(茯苓、猪苓、泽泻、桂枝、白术各 18 g),加糖 30 g 调服。

8. 凡出现唇舌肿大,咽部充血水肿

(1)含漱白醋,吃红糖。

(2)饮姜汁。

9. 一般解毒验方

(1)甘草 1 份,绿豆 2 份,水煎服。

(2)甘草不限量,煎浓频服。

(3)甘草 15 g、大黄 9 g,水煎服。

(4)防风 60 g,水煎服。

(5)黄豆汁、绿豆汁顿服。

(6)芦根、白茅根,水煎服。

(7)兴国解毒剂:能解乌头、苍耳子、马钱子、毒蕈、氰化物、亚硝酸盐、农药等中毒。处方为鸡血藤15 g、茜草15 g、三七15 g、青木香15 g、广木香15 g、香附子9 g、冰片3 g(另研末)、乌韭(小野鸡尾草)150～240 g。本方又叫万能解毒药,是以乌韭为主的复方。民间常用鲜乌韭全草100 g、犁头草100 g,捣汁内服,治疗食物、农药中毒,或乌韭全草100～150 g,煎水服。或用鲜草加冷开水捣烂汁服。农药中毒可另取全草适量煎汤外洗。

10.其他简便的解毒方药

(1)蛇莓20 g、生绿豆60 g,捣碎,冲服。

(2)蕹菜500～1000 g、白菜500～1000 g、萝卜1000～1500 g、鲜紫花地丁120～250 g、金钱草250～500 g、马齿苋30 g、金银花汁500 g。任选其中1～2味捣烂取汁,加二道淘米水冲服。

第四节 常见有毒中草药(按科属分类)

一、毛茛科

包括:乌头类(含川乌、草乌、附子和天雄)、一枝蒿、野棉花、飞燕草等。

1.川 乌

内服,炮制后用入煎剂1.5～3 g,生川乌剂量为50～200 mg。中毒量为20～30 g。

2.附 子

一般炮制煎汤剂量为3～15 g,生用剂量为50～200 mg,中毒量为30～60 g。

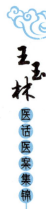

3. 一枝蒿

中毒量为 2~3 g,内服一次 30 mg。

4. 野棉花

又名见风青,含白头翁素,一般外用。

5. 飞燕草

又叫云南飞燕草,贵州又叫倒提壶。含生物碱飞燕草苷,其毒性稍轻。中毒症状表现为:口腔灼热、发麻(从指头开始发麻渐达全身)、流涎、恶心、呕吐、疲倦、呼吸困难、瞳孔散大、脉搏不规则(弱而缓)、皮肤冷而黏、面色发白,可能猝死。

中毒的解救方法:①洗胃,1%~2% 鞣酸催吐剂。②服活性炭。③静脉补液,对症治疗。④根据病情酌情使用尼可刹米等呼吸兴奋剂。⑤保温。⑥上氧,必要时机械通气治疗。⑦心跳慢而弱时可皮下注射阿托品。

二、大戟科

包括:蓖麻、乌桕、油桐、泽漆、算盘子等。

1. 蓖麻毒性

蓖麻含蓖麻毒素,蓖麻毒素系指蓖麻毒蛋白、蓖麻碱、蓖麻变应原和血细胞凝集素 4 种毒性物质,其中蓖麻毒蛋白的毒性最大。蓖麻毒蛋白是一种毒性蓖麻蛋白质,是细胞原浆毒,易伤肝肾等实质细胞,使其发生水肿、出血、坏死,并有凝集、溶解细胞及麻痹呼吸、循环、运动中枢的作用,中毒后常可导致窒息死亡。其毒性比砒霜烈。毒理实验:能凝集溶解红细胞。文献记载蓖麻毒素 7 mg 或蓖麻碱 0.16 g,可使成人死亡。儿童口服 5~6 粒,可致死亡。成人服 20 粒可致死亡。

2. 蓖麻药用部位

蓖麻根用于治疗风湿痹痛,用量 15~30 g;治疗破伤风,用量 30~60 g;也可用来治疗神经分裂症。蓖麻油能润肠通便。蓖麻叶能消肿、拔毒、止痒。蓖麻仁能治脱肛、子宫脱垂、难产、胞衣不下、面神经麻痹等。

3. 蓖麻中毒原因

生吃蓖麻仁,或药用加工不当,或服用的蓖麻油毒素未去净。

4. 蓖麻去毒方法

加热加压 30 min 即可,或煮 2 h 也可去毒。

5. 蓖麻中毒症状

潜伏期长,食后 3 h 到 3 天才发病,表现为恶心、呕吐、腹痛、腹泻,咽喉及食道有烧灼感,头痛、发热,继而无尿、冷汗、黄疸、痉挛、血便、脱水、酸中毒、惊厥,严重者血压下降、昏迷、抽搐,大多数病人死于心力衰竭,少数病人死于尿毒症。

6. 蓖麻中毒救治

(1)催吐、洗胃、导泻,或温水高位灌肠,再服用牛奶、蛋清。

(2)补液,并加入 B 族维生素、维生素 C。

(3)胃内药物已排空仍剧烈呕吐者,应给予甲氧氯普胺片等药对症治疗。

(4)惊厥、昏迷等需对症治疗,补充血容量,防止休克。有出血倾向及时使用维生素 K 等药,必要时输血,心衰者酌用强心剂。

(5)应用保肝肾功能的药物。

(6)每日服苏打 10 ~ 15 g,防止血红蛋白或其产物在肾中沉淀。如有条件可注射抗蓖麻毒血清。

(7)禁食油腻食物。

(8)中药解毒方剂:甘草 30 g、沙参 15 g、金银花 15 g、黄连 9 g、茯苓 3 g,水煎服。

三、天南星科

包括:天南星、半夏、雪里见、魔芋、禹白附、海芋等。

1. 天南星

含苛性钠和其他生物碱。天南星口服剂量 3 ~ 9 g;生品多入丸散剂,一次量

0.3 ~ 1 g;外用适量。

2. 雪里见、魔芋、禹白附

均含有毒生物碱,刺激咽喉及上呼吸道,出现舌喉麻辣、头晕、呕吐等症状。

3. 海 芋

含皂苷毒,皮肤接触它枝干流出的汁液,可发生瘙痒;眼与其枝干流出的汁液接触,可导致失明。误食茎叶,可引起舌、喉发痒及肿胀、流涎、肠胃烧灼痛、恶心、呕吐、泄泻、出汗、惊厥,严重者可出现窒息、心脏停搏死亡。

4. 天南星科药物中毒救治方法

(1)皮肤中毒用醋洗。

(2)误食中毒可服蛋清、面糊,大量饮糖水或静脉补盐和糖水,惊厥注射镇静剂等。

(3)民间用姜醋煮服、含漱,或服冷开水以饱为度。也可服用中药汤剂:生姜30 g、防风60 g、甘草15 g,水煎服或含漱。

四、百合科

包括:独脚莲、藜芦、万年青、百部等。

1. 独脚莲

含蚤休苷、生物碱,皮部较多,能引起呕吐、恶心、头痛,严重则引起痉挛。中毒的救治:洗胃、导泻、内服稀醋酸,痉挛者则给予解痉剂对症治疗。也可用中药解毒方剂:甘草15 g、生姜60 g,煎水兑醋,混合含漱或内服。

2. 百 部

用量过大可引起呼吸中枢麻痹。可用生姜解毒。百部中毒的救治:上氧、人工呼吸、补充糖和盐,必要时应用呼吸兴奋剂和强心剂,或可服姜醋液。

五、商陆科

1. 大苋菜

含商陆毒素、皂苷。常用量为每日 3～10 g。干品的毒性大于鲜品的毒性。

2. 大苋菜中毒症状

恶心、呕吐,中毒严重者可出现呕血、腹痛、腹泻、便血、语言不清、头痛、手足躁动、站立不稳、肌肉抽搐、血压下降、昏迷、瞳孔散大,致心跳呼吸麻痹而死亡。孕妇则可流产。

3. 大苋菜中毒的救治方法

洗胃、导泻、服蛋清、服淀粉糊或活性炭末。补液及服维生素 C,或液体中加入 1% 亚甲蓝 100 mL 静滴。中药解毒方剂:石菖蒲 9 g、黄柏 9 g、川楝子 9 g、延胡索 12 g,水煎服。

六、苦木科

1. 鸦胆子用量用法

用量:一般内服 0.5～2 g(5～15 粒)。

用法:龙眼包裹或装胶囊饭后吞服,或外用。

2. 鸦胆子中毒的症状

咀嚼鸦胆子 5 min 后,即感口唇麻木,初起恶心呕吐、腹痛便血等,伴有头昏无力,呼吸缓慢而困难,尿少、高热、四肢麻木、瘫痪、抽搐、昏迷。局部外用对皮肤黏膜有强烈刺激性。

3. 鸦胆子中毒的救治

(1)催吐洗胃,酌用泄剂,并服用牛奶、蛋清,或用甘草 9 g,水煮服用,继而吃红糖冷面粥。

（2）补液，加维生素 C，口服或注射维生素 B_1、维生素 B_6、维生素 K_4，并给予肾上腺皮质激素。

（3）对症治疗，腹痛剧者可用阿托品。呼吸抑制者给予氧疗，酌情选用呼吸兴奋剂，必要时进行人工呼吸，有条件的用机械通气治疗。

（4）胃肠道出血给予中药治疗，甘草 30 g、远志 9 g、地榆炭 9 g、血余炭 9 g、沙参 15 g，水煎服，三七粉 1.5 g，冲服。

4. 使用鸦胆子注意事项

鸦胆子不能长期服用，以防过量和蓄积中毒，外用、内服都会引起过敏反应。

第五节 药物急性中毒的西医解救常识

一、排出未吸收的毒物

1. 经口食入毒物的处理

通过催吐、洗胃、导泻和灌洗肠道的方法尽可能排出未吸收的毒物。

（1）催吐：目前，临床上由于受到患者神志不清、发生误吸风险高等因素的影响，催吐技术应用较少。但对于中毒早期，口服药物时间短（小于 30 min），神志清醒，易沟通和配合的患者仍可采用此法。可用手指、筷子、鸡毛等压咽部。注意事项，高血压、心脏病、昏迷患者及孕妇禁用此法。

（2）洗胃术：该术仍是临床中清除经口摄入毒物的最重要的方法，一般在食入毒物后 4～6 h 均可采用该方法。有机磷中毒即使已经超过 6 h，仍应积极应用洗胃术，直至彻底将毒物清除。但需排除洗胃术禁忌证，如腐蚀性强酸、强碱口服中毒，消化道大出血，食道静脉曲张等。而严重的休克应积极纠正休克后方可进行洗胃，若心率慢（<70 次/min），在无青光眼等禁忌证情况下给予阿托品等提高心率后方能开始洗胃。洗胃过程动态观察患者的生命体征，一旦出现惊厥，立即给予解痉治疗，若出现呼吸或心跳停止，立即停止洗胃，开始心肺复苏救治。

一般洗胃选用清水,而百草枯中毒时首选白陶土或泥浆水洗胃,因为百草枯接触土后会迅速失去活性。

(3)导泻和灌洗肠道:中毒 4～6 h 后,导泻、清除肠道毒物为必不可少的抢救措施。洗胃后,常规给予甘露醇、硫酸镁等导泻,清洗肠道,可用肥皂水灌肠。导泻时应注意毒物已引起严重腹泻时,不必再行导泻,老人及体弱者慎用。孕妇禁用。

2. 皮肤、浅表黏膜上毒物的清除

及时冲洗,为减少毒物由皮肤吸收,忌用超过 37 ℃ 的热水冲洗被污染的皮肤。一般水溶性毒物可用清水充分冲洗,酸性药物中毒用碱性药物解毒,碱性药物中毒用酸性药物解毒。如:强酸、强碱灼伤皮肤,应用大量清水冲洗 10 min 以上,强酸烧伤部位先用肥皂水或 2% 碳酸氢钠水冲洗,再用清水冲洗。强碱灼伤,先用清水冲洗 10 min 以上,再在局部用弱酸(1% 醋酸)中和,最后用清水冲洗。而生石灰引起的皮肤灼伤,在清水冲洗前,必须用软布或软刷将固体石灰全部清除,再用有压力的水流迅速冲掉剩余颗粒,以防吸热导致皮肤的进一步灼伤。酚类制剂如石炭酸、甲酚皂溶液、煤焦油等灼伤皮肤,应用大量清水冲洗 10～15 min,然后反复涂搽植物油(忌用矿物油和乙醇)。

二、阻止毒物吸收

淀粉能起到黏附毒物、中和毒物,与毒物合成无毒的物质的作用。

三、促进已吸收毒物的排泄

1. 利尿排毒

毒物经过肾脏排泄的药物均可通过大量补液、加强利尿的方法排出毒物。

2. 血液净化

血液净化是目前抢救重度药物或化学物质中毒最可靠和理想的首选方法。

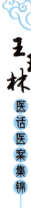
三、高压氧

适应证:急性脑缺氧、脑水肿,有害气体中毒如一氧化碳等。

禁忌证:内出血、气胸、恶性肿瘤、青光眼、视网膜剥离。

以下情况慎用高压氧:严重肺气肿伴有肺大泡、肺囊肿、肺部感染、活动性肺结核、上呼吸道感染导致耳咽管阻塞、急性中耳炎、心动过缓、心脏传导阻滞、血压超过 180/120 mmHg、凝血机制障碍、精神异常、重症甲亢、高度近视等。

四、解毒剂的应用

有机磷化合物中毒用解磷定,帮助恢复被有机磷抑制的胆碱酯酶活力;阿托品过量可用新斯的明;包括吗啡、盐酸哌替啶在内的阿片类中毒可用纳洛酮解救;苯二氮草类中毒可用氟马西尼拮抗。

五、对症治疗

如对呼吸道灼伤患者的气道保护,应及时建立人工气道以及应用激素,获得呼吸、循环的支持等。

第六节　百草枯中毒的救治

百草枯中毒屡有发生,该药物中毒可导致急性呼吸衰竭或急性肾衰竭,有相当高的致死率。对百草枯中毒的救治方法应该熟练掌握。百草枯中毒的救治方法有:

（1）早期吸附剂使用：用泥浆水或活性炭频频服用或经胃管注入。也可用蒙脱石散，每次10袋，冲服或经胃管注入，每4h1次。同时口服甘露醇，每次50 mL，与蒙脱石散同步服用。

（2）止吐：可用氯丙嗪等，尽量避免使用甲氧氯普胺片。

（3）除非严重低氧血症，应避免吸氧。因早期吸氧可加重肺损伤。但严重低氧血症、呼吸衰竭时仍需吸氧，必要时配合应用呼吸机进行辅助通气。

（4）早期（6 h内）强调血液灌流治疗。

（5）对症处理：加强补液，慎用利尿剂。盐酸普萘洛尔片可防止百草枯与肺组织结合，谷胱甘肽、维生素C等可保护各脏器功能。

第七节　中草药中毒的预防

（1）加强管理：严格遵守国家关于毒性中药、中成药管理的有关规定，有强毒性的中药、中成药应实行专人管理、专柜保存。

（2）严格炮制：凡应该炮制的中药一律依法炮制，禁用生品内服。

（3）认真核对：配方人员应接受过专业训练，配方发药时应执行查对制度，凡标签不清或可疑品种应查对清楚后再发药。

（4）注意掌握药物的适应证。

（5）配伍恰当：如应用常山时，加半夏可防止常山所致的呕吐；四逆汤的毒性比单独应用附子的毒性低。

（6）控制剂量：根据病人的病情、年龄、体质等因素，严格掌握有毒药品，尤其是有剧毒药品的使用剂量，一般从小剂量开始，逐渐加大用量，在无医生指导情况下，患者不可随意超量乱用。

（7）掌握正确的煎服方法：根据药物特性采用正确的煎煮及服用方法，如煎麻黄要去沫；鸦胆子要用胶囊或桂圆肉包裹服用等。

（8）妥善保管：内服药品和外用的药品一定要分开放置，特别是某些有毒的、外用的中药及中成药要妥善保管，防止误用内服。

（9）毒药包装用具或盛器不经彻底处理，严禁盛装他种药品或食品，也不应随

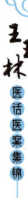

便乱丢弃,应做妥善的处置,以免他人误用中毒。曾有用装过砒霜的口袋来装面粉而导致中毒的报道。

（10）密切观察用药后的反应,有不良反应时要及时采取措施,特别是毒性强烈的中药、中成药更应如此。

（11）加强中药、中成药毒性知识的宣传,教育儿童不要自行服药,更不要随意采食有毒中药的果实或种子。

第八节　常见中草药、中成药不良反应

不少人认为,西药有毒副作用,中药和中成药没有毒副作用,可以放心服用,这种看法是不对的。人工合成的西药固然有副作用,但天然药物和一些中成药也有毒副作用和过敏反应,服用时需谨慎。

牛黄解毒丸,用于治疗咽喉炎、急性扁桃体炎、口腔溃疡、牙龈炎等,但孕妇禁用。六神丸,用于治疗急性扁桃体炎、咽炎等,但孕妇禁用,体质虚弱者慎用,本药含有蟾酥等有毒成分。云南白药,有止血活血的功效,如果用量过大,可出现心慌、呕吐、口舌及四肢麻木,甚至出现低血压、心律失常等。逍遥丸,有疏肝解郁的作用,有的患者服用后可出现药疹、发热、头痛等不良反应。藿香正气水,用于治疗中暑、吐泻等,有的患者服用后可出现头晕、面红、心慌、药疹等。金匮肾气丸,用于治疗腰膝酸软、小便不利等,有的患者服用后可出现皮疹、恶心、腹痛、腹泻、心率增快、血压上升等。

一些中药含有天然毒素,都是借加热、炮制等方法去除其部分毒性,如果炮制过火,药效尽失,炮制不及,则毒素犹存。一些中药含过量重金属,中药里的重金属如铅、砷、汞等均来自受污染的土壤,久服后会损伤神经、肾脏和其他器官。但需要注意的是很多重金属盐和氧化物都是有效的中药,例如砒霜。

总之,"是药三分毒",中药、中成药和西药一样,都有毒副作用,服用时必须谨慎,有些药物中的有毒成分易导致中毒反应和过敏反应。过敏反应大都与患者体质有关,药物过敏反应的临床症状有药物热、过敏性休克、血清病样综合征、药疹、哮喘、皮炎等。

出现过敏反应时应尽快明确是哪一种药物引起的过敏反应,并停用此药,更换为其他药,对治疗才有意义。过敏反应以预防为原则,在不影响疗效的前提下,尽可能减少用药的品种数量,用药前应详细询问药物过敏史,对某种药物有过敏史者,应避免再次使用此种药物,对个人或家族成员有食物、药物过敏史,或患者是过敏体质者,更应该特别注意。应在用药物后密切观察,注意出现药疹前驱症状的发生,如发热、皮肤瘙痒、轻度红斑、胸闷、气喘、全身不适等异常症状,若能及时发现,即时停用过敏药物,可避免严重过敏反应的发生。一旦过敏反应发生应当积极采取中西医相结合的治疗方法,尽快治疗。

以下是常用中药的过敏反应表现,需细心加以识别。

马齿苋过敏:属于对感光物质过敏,服药后对日光的敏感性增强,引起过敏反应,轻者,身体暴露部位,面、手等出现红、肿、痛、痒、胀,继而出现面部浮肿剧痛、口唇干燥、青紫、手指麻痛,重者,除上述症状外,兼有全身青紫、发冷、咽喉肿痛,因呼吸困难而引起窒息。此类植物还有苋菜、灰灰菜、槐花、洋槐叶、杨树叶等。

蚕豆过敏:未成熟的蚕豆最毒。易感人群生食或熟食后,或吸入蚕豆花粉后可出现过敏反应。症状主要是急性溶血性贫血,食后 5～48 h 出现神疲、不思食、恶心、呕吐、腹痛、腹泻、发热、寒战、肝脾肿大,重者出现贫血、黄疸,甚至昏迷、抽搐等症。

虎杖过敏:表现在捣烂外敷者局部出现大量水疱、痛痒难忍、形如烫伤。水煎服者,可出现芝麻大小的红疹,奇痒。局部过敏者可用中草药臭牡丹煎水外洗。

三七过敏:症见皮肤瘙痒、畏寒、发热、麻疹样丘疹。

天麻过敏:症见皮肤瘙痒、药疹、四肢瘾疹、高热、面肿。

丹参过敏:症见皮肤瘙痒、四肢瘾疹、高热、面肿。

甘草过敏:症见水肿、胸闷、哮喘。

川续断过敏:症见皮肤出现红色斑块,奇痒,有灼热感。

青蒿过敏:症见皮肤丘疹、红斑,奇痒。

百合过敏:症见心悸、面色潮红,全身蚁行感。

地龙过敏:症见荨麻疹、恶心呕吐、腹泻、水样便。

藜芦过敏:症见胸脘烧灼疼痛,面与口唇发绀。

马兜铃过敏:症见胸闷、皮肤丘疹,瘙痒难忍。

防风过敏:症见恶心、面及手背呈红色斑块、瘙痒。

上述过敏反应,轻者停药后即会自行消失,重者需就医。

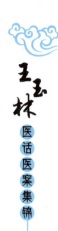

第九节　临床苗药使用体会

　　贵州省有着极为丰富的中草药资源,苗药遍布全省各地,其药材的多样性,治疗的广泛性,疗效的独特性,深得广大群众信赖。王老临床使用苗药数十年,且疗效显著。以下是他的体会:

一、药材来源及选择

　　(1)由医院药剂科从本地药材收购部门收购,或从药材公司引进,这是主流,进货量大,用得多。常见的苗药有:漏芦、小茴香根、六月雪、大木姜子、马鞭草、毛蜡烛、过路黄、田基黄、豨莶草、天葵子、百尾参、羊角、细辛、马勃、苍耳子、枫香果、枸杞、爬山虎、蚂蟥、笔筒草、铁扫把、地石榴等。

　　(2)野外采药。王老曾在贵阳中医学院药学系药用植物学教研室任教,又曾在惠水县基层卫生院工作多年,与当地医师长期上山采药,运用苗药开展农村合作医疗实践,积累了一些运用苗药的经验。经常采集、数量较多的苗药有金荞麦、白马骨、观音草、凤尾草、黄山药、接骨木、刺天茄等。

　　(3)部分紧缺稀少的苗药可到草药市场采购,贵阳市草药的交易场所一般在万东桥草药市场和贵阳钢铁厂花鸟市场。患者可以根据需要,有针对性地选择采购。如半边莲、棕榈子、猕猴桃根、六月雪、万年荞、胖婆娘、铁筷子、大果木姜子、走马胎、八月扎、灯盏细辛等。

二、临床苗药分科用药

　　(1)在临床上妇科常用艾叶、益母草等药物治疗月经不调、痛经、不孕等妇科疾病。
　　(2)用肿节风、万年荞、半边莲、龙葵、仙鹤草、夏枯草、野葡萄根等抗肿瘤类苗药,治疗卵巢囊肿、子宫肌瘤、肺癌、恶性间皮瘤等占位性疾病。

（3）常用白顶草、地骨皮、接骨木等治疗口腔溃疡、舌炎等口腔科疾病。

（4）常用地星宿、野菊花、紫花地丁、龙葵、三颗针、黄连等药物治疗结膜炎、红眼病等眼科疾病。

（5）常用野葡萄、小三七、血当归等苗药治疗跌打损伤。

三、临床验案简介

验案一：痛经、卵巢囊肿

胡×,女,20岁,遵义医学院（现为遵义医科大学）学生。因痛经于2004年11月27日就诊,查B超示右侧附件见20 cm×18 cm包块,右附件区囊肿,卵泡破裂出血,伴盆腔炎。运用苗药六月雪、万年荞、平地木等治疗月余,诸症消失。B超复查包块消失,痊愈。

验案二：鱼鳞癣

代××,女,4岁,因患鱼鳞癣就诊,用苗药方治疗,方剂如下：

万年荞15 g	白鲜皮5 g	六月雪10 g	丹皮10 g
山楂10 g	枇杷叶6 g	瓜蒌5 g	地龙6 g
乌梢蛇6 g	地肤子10 g	薄荷5 g	艾叶6 g

水煎服,用此方治疗月余,痊愈。

第十节　贵州名中医治疗咳嗽验方选介

1. 治咳嗽、咯血方

方剂：

银柴胡6 g	地骨皮9 g	广百合12 g	肥玉竹9 g
炙鳖甲9 g	川贝母9 g	明沙参9 g	肥寸冬12 g
生地炭9 g	藕节炭9 g	白茅根12 g	仙鹤草9 g

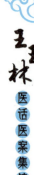

甜杏仁 9 g   广百部 9 g

用法:水煎服。

(贵阳中医学院刘子堤献方)

2. 治久咳方

方剂:

刺梨根 20 g

用法:加糖加水煎服。

(贵州省中医研究所陈真一献方)

3. 治小儿咳嗽方

方剂:

苏叶 15 g   白芥子 3 g   甘草 3 g

用法:煎水服。

(曾洪武献方)

4. 治久咳不止方

方剂:

知母 10 g   大贝 10 g   百合 10 g

猪板油、蜂蜜适量,童便少许。

用法:在蒸笼上蒸过,兑开水服。

(贵阳中医学院罗克聪献方)

5. 治老年人虚咳方

方剂:

南沙参 24 g   白芍 15 g   赤芍 15 g

用法:炖猪肉服。

(周廷凤献方)

6. 治肺热咳嗽方

方剂:

川贝母粉 20 g   海浮石粉 9 g

用法:杵匀,每次服 3 g,开水吞服。

(贵阳医学院杨翰章献方)

7. 治咳血效方

方剂:

天麻 12 g	天冬 12 g	麦冬 12 g	生藕 30 g
金石斛 15 g	苦参 9 g	炙甘草 6 g	

用法:水煎服。

方剂:

生地 30 g   熟大黄 9 g

用法:水煎服。

(贵阳中医学院石玉书献方)

8. 子嗽(孕妇咳嗽方)

方剂:

党参 9 g	白术 9 g	茯苓 9 g	炙甘草 9 g
苏叶 9 g	阿胶 9 g	桔梗 9 g	

用法:水煎服 。

(贵阳医学院毛玉贤献方)

第十一节　中药田基黄的识别

田基黄是临床上经常应用的好药,因为其作用广泛,临床疗效好,所以有关田基黄的名称、形态、性味、归经、功能、主治、用法用量均应有所了解,才能在临床得心应手地运用。

别名:地耳草、田基王、斑鸠窝、雀舌草、蛇查口、合掌草、跌水草、七寸金、一条香、金锁匙、红孩儿、寸金草、田边菊、瘦子草、光明草、莽壳草、小王不留行、细叶黄、观音莲、降龙草、七层塔、土防风、小元宝草、黄花仔、禾霞气、耳挖草、小田基黄、小

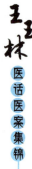

还魂、小蚁药、小对叶草、八金刚草、蛇细草、对叶草。

药材基源:为藤黄科植物地耳草的全草,是一年生小草本,高10~40 cm。全株无毛。根多须状,茎丛生,直立或斜上,有4棱,基部节处生细根。单叶对生;无叶柄;叶片卵形或广卵形,长3~15 mm,宽1.5~8 mm,先端钝,基部抱茎,斜向上升,全缘,上面有微细透明油点。聚伞花序顶生而成叉状分枝;花小,直径约6 mm;花梗线状,长5~10 mm;萼片5片,披针形或椭圆形,长3~5 mm,先端急尖,上部有腺点;花瓣5片,黄色,卵状长椭圆形,与萼片约等长;雄蕊5~30枚,基部联合成3束,花丝丝状,基部合生;子房上位,1室,卵形至椭圆形,长约2 mm,花柱3个,丝状。蒴果椭圆形,长约4 mm,成熟时开裂为3果瓣,外围近等长的宿萼。生于田野较湿润处。广布于长江流域及其以南各地。春、夏季开花时采收全草,晒干或鲜用。

性味:味甘、苦,性凉。

归经:归肺经、肝经、胃经。

功能:清热利湿,解毒,散瘀消肿。

主治:湿热黄疸,泄泻,痢疾,肠痈,痈疖肿毒,乳蛾,口疮,目赤肿痛,毒蛇咬伤,跌打损伤。

用法用量:内服煎汤,15~30 g,鲜品30~60 g,大剂量可用至90~120 g;或捣烂取汁。外用适量,捣烂外敷,或煎水洗。

药理作用:有利尿作用,对神经系统有先兴奋后抑制的作用,有镇痛、镇静和降低体温的作用。对呼吸中枢有兴奋作用,对心血管系统,高浓度时则出现先兴奋继而抑制的作用。有利胆、抗蛇毒、抗溃疡、轻泻、抑菌作用。

一、临床应用常用选方

(1)治寒躯气喘及疟疾寒热:田基黄、雄黄各二钱。捣泥,碗内覆之,待青色,以饭丸如梧子大。每服九丸,空心盐汤下。(《寿域神方》)

(2)治毒蛇咬伤:①田基黄浸烧酒搽之。(《岭南草药志》)②鲜田基黄一至二两,捣烂绞汁,加甜酒一两调服,服后盖被入睡,以便出微汗。毒重的每天服两次,并用捣烂的鲜田基黄敷于伤口周围。(《江西民间草药验方》)

(3)治疗疮,一切阳性肿毒:鲜田基黄适量,加食盐数粒同捣烂,敷患处,有黄水渗出,渐愈。(《江西民间草药验方》)

（4）治乳腺炎：鲜田基黄适量，捣烂敷患处。（《福建中草药》）

（5）治无名肿毒：田基黄叶捣烂加酒敷患处。（《岭南草药志》）

（6）治喉蛾：鲜田基黄如鸡蛋大一团，放在瓷碗内，加好烧酒 93.75 g，同擂极烂，绞取药汁，分 3 次口含，每次含 10~20 min 吐出。

（7）治时行赤眼或起星翳：①鲜田基黄，洗净，揉碎作一小丸，塞入鼻腔，患左眼塞右鼻，患右眼塞左鼻。3~4 h 换 1 次。②鲜田基黄适量，捣烂，敷眼皮上，用纱布盖护，每日换药 2 次。

（8）治跌打扭伤肿痛：田基黄 500 g，清水 1500 g，煎剩 750 g 过滤，将渣加水 1500 g 再煎成一半，然后将两次滤液混合在一起，用慢火浓缩成 500 g，装瓶备用。用时以药棉放在药液中浸透，取出贴于患处。

（9）治黄疸，水肿，小便不利：田基黄一两，白茅根一两。水煎，分二次用白糖调服。（《江西民间草药验方》）

（10）治单腹臌胀：田基黄、金钱草各三钱，大黄四钱，枳实六钱，水煎，连服五天，每天一剂；以后加重田基黄、金钱草二味，将原方去大黄，加神曲、麦芽、砂仁，连服十天；最后将此方做成小丸，每服五钱，连服半个月。在治疗中少食盐。（《岭南草药志》）

（11）治湿热泄泻：田基黄一两，水煎服。（江西《草药手册》）

（12）治痢疾：生田基黄 50 g，水煎和黄糖服。

（13）治盲肠炎：田基黄 400 g，加双料酒适量，捣烂水煎，一日 5 次分服，渣再和入米酒少许，外敷患处。

（14）治急性中耳炎：田基黄擂烂绞汁，和酒少许滴耳。（《岭南草药志》）

（15）治晚期血吸虫病腹水、肾炎水肿：田基黄一至二两，煎服。（《上海常用中草药》）

（16）治由链霉素引起的眩晕等：田基黄一两，配墨旱莲、白芷、车前草、女贞子、紫花地丁，煎服。（《上海常用中草药》）

二、文献记载田基黄治疗的疾病

（1）《本草纲目》：治蛇虺伤，捣烂取汁饮，以滓围涂之。

（2）《生草药性备要》：敷疮，消肿毒。

（3）《岭南采药录》：治鱼口便毒，跌打伤瘀痛，恶疮、火疮，捣烂敷之。

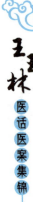
(4)《中国药用植物志》:治血吸虫病腹水。

(5)《福建民间草药》:清热解毒,利尿消肿。

(6)《陆川本草》:解毒消炎,利尿,止血生肌。治腹水,小儿惊风,单、双乳蛾,漆疮,外伤出血,皮肤疥癣,蛇蜂蝎伤。

(7)《南宁市药物志》:消肿解毒。治疳积和疔疮初起。

(8)《中国药用植物图鉴》:煎服治风湿性神经痛、头晕。

(9)《新华本草纲要》:用于胃脘痛,咳嗽,月经不调。

第十二节　治疗咳嗽的贵州苗药选介

贵州民间苗族常用的一些苗药治疗咳嗽,临床屡用有效,以下介绍几味常用的苗药。

1. 一朵云

性味:味甘、苦,性微寒,无毒。

主治:热咳、虚咳、久咳、咯血。

方剂:治热咳,一朵云 6 ~ 15 g,加适量白萝卜和冰糖,煎水服。治虚咳,一朵云 6 ~ 15 g,蒸适量瘦肉吃。治小儿咳嗽,一朵云 15 g,煎水服。

2. 八爪金龙

性味:味辛、苦,性寒,无毒。

效用:祛风清热、活血止痛,为治风火喉痛之要药。

方剂:①八爪金龙适量,煎水服。②八爪金龙、龙胆草适量,研末,马鞭草、车前草适量,煎水送服。

3. 千年耗子屎

性味:味甘,性寒,无毒。

效用:清热解毒、止咳化痰、化结止痛,祛风镇静。

主治:瘰疬、癫痫、疮毒、蛇咬伤、小儿惊风。

方剂:治虚咳用千年耗子屎 9 g,炖肉吃。

4. 五匹风

性味:味苦,性寒,无毒。

效用:祛风、清热解毒、止咳。

主治:小儿惊风、咳嗽。

方剂:

(1)治风热咳嗽:①五匹风,生用 50 g 或干用 15 g,煎水服,每日 3 次。②五匹风 15 g、车前草 15 g,煎汁,加红糖 60 g 煮豆腐吃。

(2)治百日咳:①五匹风 15 g、排风藤 15 g、梅花刺 15 g、大山羊 15 g,煎水服,忌油。②五匹风 9 g、款冬花 3 g、蜂蜜 15 g,炙后,煎水服。

(3)治伤风咳嗽:五匹风、排风藤,适量水煎服。

5. 白　薇

性味:味甘,性平,无毒

效用:润肺、止咳、止血。

主治:咳嗽、痰中带血。

方剂:白薇 15 g,蒸冰糖服。

6. 青鱼胆草

性味:味苦,性寒,无毒。

主治:肝胆湿热、热咳、虚咳、喉痛、咯血。

方剂:

(1)治虚热痨咳:青鱼胆草 60 g,炖肉 250 g,内服。

(2)治热咳、痰中带血:青鱼胆草 9 g,蒸甜酒一小碗,内服。

7. 岩白菜

性味:味甘,性平,无毒。

效用:补虚、润肺、止咳、止血。

方剂:

(1)补虚,止咳:岩白菜 9～30 g,炖肉或炖猪心肺服。

(2)止血,治痰中带血、咯血:岩白菜 15 g,加水和冰糖蒸服,数次即愈。

8. 岩豇豆

性味:味甘、苦,性平,无毒。

效用:润肺止咳。

方剂:

(1)岩豇豆全草 30 g,生姜 3 片,煎水服或煎水,兑甜酒服。

(2)治热咳:岩豇豆全草 15 g、青鱼胆草 15 g、岩白菜 15 g,水煎服。或用岩豇豆 15 g、追风伞 15 g、淫羊藿 15 g,煎水服。

9. 果上叶

性味:味甘,性微寒,无毒。

效用:清热、润肺、止咳。

方剂:

(1)治风热咳嗽:①果上叶 6 g、刺老包 9 g,煎水服。②果上叶 15 g、红糖 60 g,煎水,分 3 次服。

(2)治百日咳:果上叶 30 g、黄连 3 g、蜂蜜 15 g,煎水服。

(3)治肺痨咳嗽:果上叶 15 g、白折耳 15 g、炖猪肉 250 g,吃汤和肉,1 次或 2 次服完,连服 3 剂。

10. 观音草

性味:味甘,性平,无毒。

效用:补肺止咳、补肾接骨、止遗精。

方剂:

(1)治咳嗽:观音草 30 g,加生姜 3 片及红糖适量,煎水服。

(2)治喘咳:观音草 30 g,炖猪肺或肉吃。

(3)治寒凉喘息:观音草 9 g,头晕药 9 g,升麻 9 g,生姜 1 片,煎水后加蜂蜜 20 g 服用。

11. 兔耳风

性味:味辛,性温,无毒。

效用:止咳、补虚。

方剂:

(1)治百日咳:兔耳风根 6 g,煨肉吃,叶子泡开水服用。

(2)治虚咳:兔耳风 60～90 g,蒸猪油吃。

(3)治痨咳:兔耳风 15 g、鹿含草 15 g,炖猪心肺,放少许盐服。

(4)治咳嗽:兔耳风 9 g、淫羊藿 9 g、岩白菜 15 g、岩豇豆 15 g,煎水服。

(5)治伤风咳嗽:兔耳风 6 g,虎耳草 6 g,煎水 1 次服。

(6)治咳嗽哮喘:兔耳风 30 g,蒸蜂蜜吃。

(7)治肺痈:兔耳风 15 g,水酒各半煎服。

(8)治肺胀:兔耳风 15 g,煎水服。

(9)治骨蒸痨热盗汗:兔耳风 7 株,蒸仔鸡服。

第十三节　贵州民间治咳嗽验方

1. 喘咳、实痰难吐

方剂:

半夏 9 g　　　芭蕉花 9 g　　　黄果皮 9 g　　　胆南星 9 g

调制:加水 3 小碗,煎汤为 1 小碗

用法:内服,1 日 2 次服完。

2. 干　咳

方剂:

铁筷子 6 g　　　蜂蜜 30 g

调制:将铁筷子炒黄,加蜂蜜蒸。

用法:内服,1 次服完。

3. 止咳平喘化痰

方剂:

兔耳风 5 g　　　柏子仁 9 g

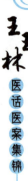

调制:蒸瘦猪肉 200 g。

用法:1 次服完。

4.久咳成痨

方剂:

　　鹿含草或淫羊藿 6 g　　折耳根 6 g

调制:炖猪肺。

用法:汤肉同服。

5.止咳化痰

方剂:

　　五匹风 9 g　　　陈艾 6 g　　　生姜 15 g　　　黄糖 30 g

调制:加水 2 碗,煎汤为 1 碗。

用法:内服。

6.润肺、止咳、滋补

方剂:

　　白木耳 6 g　　　竹荪 6 g　　　淫羊藿 3 g

调制:先将白木耳及竹荪泡发,次日取出,加水 1 小碗及冰糖、猪油适量调和,最后取淫羊藿稍切碎,置碗中共蒸。

用法:去淫羊藿渣,内服白木耳和竹荪,连汤服用。

7.久咳失声

方剂:

　　诃子 6 g　　　荆芥穗 9 g　　　五倍子 3 g

调制:加水煎汤。

用法:内服,1 日 3 次。

8.肝经火咳,痰脓而黄

方剂:

　　佛指甲花 6 g

调制:调鸡蛋 1 个蒸服或加水煎汤服用。

用法:1 次服完。

9. 小儿夜咳
方剂:

  果上叶 6 g 红糖 15 g

调制:共蒸成糖汁。

用法:内服。

10. 风 咳
方剂:

  兔耳风 6 g 虎耳草 6 g

调制:加水一碗半,煎汤为大半碗。

用法:内服,1 次服完。

第十四节　苗医治感冒、咳嗽验方

一、黔东南苗族侗族自治州苗医验方

1. 治感冒
(1)方剂:

  阎王刺根 3～10 g 头晕药 10～30 g 马鞭草 6～15 g 生姜 3～10 g

  铁筷子 10 g

用法:水煎服。

(2)方剂:

  雀不站 6～15 g 苕叶细辛 2～5 g 生姜 3～10 g

用法:水煎服。

(3)方剂：

　　　　蓝布正 35 g　生姜 3 g

用法：水煎服。

2.治高热、感冒

方剂：

　　　　金银花 15~30 g　大青叶 8~10 g　青蒿 6~10 g　紫花地丁 20~40 g
　　　　野菊花 10~30 g

用法：水煎服。

3.治咳嗽

(1)方剂：

　　　　刺梨根 20~40 g　棕树根 15~20 g　麦冬 6~10 g　百部 3~10 g
　　　　白前 8~15 g　　淫羊藿 10~30 g

用法：水煎服。

(2)方剂：

　　　　麦冬 6~10 g　桔梗 6~15 g　法半夏 6~8 g　杏仁 3~9 g
　　　　款冬花 10 g　陈皮 10 g

用法：水煎服。

(3)方剂：

　　　　岩豇豆 20 g　生柏子果 10 个　淫羊藿根 15 g　果上叶 9 g

用法：水煎服。

(4)方剂：

　　　　法半夏 6~8 g　制草乌 3~6 g　鸭蛋 1 个

用法：水煎服。

(5)方剂：

　　　　茖叶细辛 2~5 g　阎王刺 3~10 g　生姜 3~10 g　腊梅花 6 g

用法：水煎服。

(6)方剂：

　　　　杨梅根

用法：水煎服。

二、威宁彝族回族苗族自治县苗医验方

1. 治咳嗽

方剂:

　　肾蕨的块茎 150 g　低度酒 500 g

用法:酒浸泡服。

2. 止　　咳

方剂:

　　玉竹 50 g　猪膀胱 1 个

用法:药切细,水煎服。

第十五节　自编糖尿病证候表现歌诀

　　糖尿病临床非常常见,中医证候诊断的依据需要熟悉各个证候的主症、兼症及舌苔、脉象的表现。许多中医初学者对于证候的表现总是记不住、记不全,易混淆。为了便于记忆,王老自编了下面的糖尿病证候歌诀。

肝胃郁热证
胸胁脘闷痞满胀,心烦易怒体偏胖;
舌质红苔黄脉弦数,口苦便干尿赤黄。

胃肠湿热证
脘腹胀满又痞塞,口干苦臭便秘结;
舌质红紫黄脉滑数,咽痛牙痛龈出血;
善饥饮冷欲救火,阳明热盛痰热结。

脾虚胃热证

脾虚胃热痞满胀,呕恶呃逆呆便溏;

下利肠鸣烦不寐,眩晕心悸舌胖淡;

舌下瘀紫脉弦滑,虚实相兼要辨详。

上热下寒证

心烦口苦胃如灼,痞满不痛呕吐恶;

肠鸣下利手足冷,苔黄根腐紫苔滑。

阴虚火旺证

五心烦热性躁急,口干饮冷多食饥;

汗出多梦便秘赤,舌质红少苔脉数虚(细)。

气阴两虚证

气短消瘦倦无力,汗出胸闷常憋气;

脘腹胀满腰膝酸,虚浮稀便苦干及;

舌淡体胖苔薄干,脉虚细小按无力。

阴阳两虚证

小便频数夜尿急,脂膏尿饮一溲一;

心烦咽燥耳轮干,面黑肢冷面苍白;

气短腰酸腹胀满,阳痿面浮五更泻;

舌淡苔白脉虚细,阴阳两虚神疲惫。

第十六节 中医药治疗糖尿病的优势

一、糖尿病的中医文献记载

糖尿病是一种常见的疾病,中医将糖尿病称为"消渴",但需要明确的是,杂病中的"消渴"是一个以症状命名的疾病,除了糖尿病,还包括以"消渴"为主要症状的其他疾病,如尿崩症等。但毫无疑问,消渴主要以糖尿病为主。

早在《黄帝内经》中就记载过"消渴"这一病名,书中记载:"……此人必数食甘美而多肥也,肥者令人内热,甘者令人中满,故其气上溢,转为消渴。"指出了引起糖尿病的原因很多,主要还是饮食因素。汉代名医张仲景在《金匮要略·消渴篇》中对"三多"(多饮、多食、多尿)症状已有记载,其拟之人参白虎汤、肾气丸至今还用于治疗糖尿病。

中医药在糖尿病及其并发症防治方面有许多突出的贡献:①中医学最早记录了糖尿病的诊治医案。《史记·扁鹊仓公列传》记载西汉淳于意的诊籍中有"肺消瘅"医案,这是世界上最早的糖尿病医案。②中医学文献典籍《黄帝内经》最先提出食肥甘厚味、形体肥胖、情志失调、五脏虚弱与糖尿病有密切联系。③唐代医家甄立言著的《古今录验方》中,最早记载了糖尿病患者尿甜的现象。④最早提出饮食疗法。唐代医家孙思邈明确指出糖尿病人要忌面、米及水果等。⑤最早提出运动疗法。隋朝太医博士巢元方在《诸病源候论》一书中提出糖尿病人应参加适当的体育运动,指出消渴病人应该进行导引,导引后应"先行一百二十步,多者千步,然后食之"。

二、糖尿病的病因病机

早在《黄帝内经》中就已提出五脏虚弱、情志失调、饮食不节与消渴病的发生有

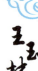

着密切的关系。此后历代医家在此基础上不断补充发挥,使消渴病的病因病机理论内容日渐充实。

1. 消渴病的病因

(1)素体阴虚、五脏虚弱:这是消渴病发病的内在因素。肺脾肾的亏虚在消渴病的发病中起决定作用。

(2)饮食不节:在病因中实居首位。脾与胃相表里,胃主受纳。长期过食肥甘、醇酒厚味,或暴饮暴食,脾胃负担过重,初尚不觉,久之则必伤胃损脾,既伤脾胃之气,也伤脾胃之阴。气虚则脾胃功能衰减,受纳运化皆失常;阴虚则热自内生,积热内蕴,化燥耗津,发为消渴。于是出现"三多"、一少(体重减轻)、一乏(乏力)的典型症状,其并发症如肥胖、高血脂、高血压也纷至沓来,与糖尿病互为因果。特别要强调的是,西医的胰腺包括在中医"脾"的功能当中,中医的"脾"是一个主运化的功能单位,而非西医的解剖学单位。

(3)情志失调:长期精神刺激,导致肝气郁结,进而化火,消耗肺胃阴津而发为消渴;同时肝气郁滞,木克土,影响脾运化。

(4)劳欲过度:素体阴虚,劳欲过度,损耗阴精,导致阴虚火旺,上蒸肺胃而发为消渴。

(5)缺乏运动:金代刘完素称之为"逸病"。运动减少,气血呆滞,影响脾胃的运化功能。

2. 消渴病的病机

(1)糖尿病早期为"阴虚热盛"。通常以"三多一少"为主要症状。中国历代医学文献在论述消渴病发病机理时大多以阴虚燥热立论。消渴病早期,基本病机为阴津亏耗,燥热偏盛,阴虚为本,燥热为标。燥热愈甚阴津愈虚,阴津愈虚燥热愈盛,两者相互影响,互为因果。消渴病的病变部位虽与五脏有关,但主要在肺、脾(胃)、肾三脏。

(2)糖尿病中期为"气阴两虚"。其病主要在脾,脾主运化,将食物中的精微物质通过肺的气化功能敷布全身,这一功能称为"转输""散精"。如果脾虚,运化失职,于是上奉者少,糖尿病之糖尿,就是精微的流失。气虚加阴虚,这在糖尿病病程中最多见。气虚则乏力、自汗、气短,再加上潮热盗汗、腰酸耳鸣等阴虚的症状,若得不到及时恰当的治疗,则病程迁延,阴损气耗,燥热伤阴耗气而致气阴两虚。同时脏腑功能失调,津液代谢障碍,气血运行受阻,痰浊瘀血内生,全身脉络瘀阻,相应的脏腑器官失去气血的濡养而发生诸多变证,以"气阴两伤,脉络瘀阻"为主要表现。

(3)糖尿病晚期"阴阳两虚"。病位主要在肾,心、肝、肺皆受其累。主要表现为形寒肢冷、面目浮肿、腰膝酸冷或手足发凉、夜尿多、肾阴虚。病变后期,阴损及阳,阴阳俱虚,人之阴阳互根,互相依存。消渴病之本在于阴虚,若病程迁延日久,阴损及阳,终致阴阳俱虚。

三、中医药治疗糖尿病的优势分析

阴虚是糖尿病发生的实质,气虚是糖尿病不愈的症结,血瘀是糖尿病并发症的关键,阴阳两虚是糖尿病发展的趋势。糖尿病贵在预防,就是通常说的"治未病"。"治未病"是采取预防或治疗手段,防止糖尿病发生、发展的方法。糖尿病治未病包含三层意义:一是防病于未然,强调摄生,预防糖尿病的发生;二是既病之后防其传变,强调早期诊断和早期治疗,及时控制糖尿病的发展演变;三是预后,防止糖尿病的并发症。今日临床所见糖尿病,很多患者没有"三多一少"的症状,体检时才发现血糖增高,利用现代检测技术,可以在出现诸多并发症之前发现糖尿病,及时予以治疗,预防和推迟并发症的发生,体现了中医治未病的思想。

中医药治疗糖尿病,一是通过综合调节作用,补五脏,益精气,祛瘀血,标本同治,使体内的阴阳失调、气血紊乱、脏腑功能虚弱恢复正常;二是中药确有较好的降糖作用。现代医学研究也证实了其部分机理包括:促进胰岛 B 细胞分泌胰岛素,抑制胰高血糖素的分泌;提高胰岛素受体结合力,改善胰岛素受体后效应;抑制糖异生,促进葡萄糖利用,延缓和抑制肠道葡萄糖的吸收;减轻胰岛素抵抗、改善微循环、提高机体清除体内自由基的能力及纠正脂肪、蛋白质代谢紊乱等。

中医药治疗糖尿病有明显的临床优势,糖尿病并发症是糖尿病患者致死致残的主要原因。如何控制糖尿病并发症,降低死亡率,辨证论治和中医临床综合防治,不但能改善患者的临床症状,提高生活质量,还能减轻、延缓或逆转糖尿病并发症。

四、糖尿病中医辨证论治

糖尿病并发症变证百出,根据症状特点,糖尿病冠心病,相当于"胸痹心痛",糖

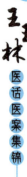

尿病肾病变相当于"水肿",糖尿病眼底病相当于"视瞻昏渺""雀目",糖尿病足相当于"痈疽""脱疽"。

1. 辨证要点

糖尿病多由先天禀赋不足,素体阴虚,复因饮食不节、情志内伤或劳欲过度所致。辨证按八纲辨证,首辨阴阳,再辨气血,后辨脏腑,分清表里寒热虚实,标本缓急。糖尿病按病程分期如下:

初期:症状隐匿,以口渴多饮、消瘦等为主,体质多实,以阳证为主,表现为阳明热盛、痰热互结、胆火内郁、肺经郁热、气阴两伤,病在肺胃胆肠膀胱。

中期:痰、湿、浊邪久郁化热,热甚津伤气耗,加之脾虚水谷不化,精亏液耗,气阴两虚,血脉不利,形成"糖垢",病情多由实转虚,虚实相兼,以阴阳寒热错杂为主,病涉六经、多脏腑。

后期:久病脏腑失养,体质渐衰,气虚津亏,血脉疼滞,络脉瘀阻,或血虚血瘀,津凝成痰,气虚痰凝痹阻,发为偏瘫、失聪、胸痹心痛,病久及肾,肾失开合,水道不利,发为水饮,水停心下为呕逆,病程发展到慢性并发症阶段。此时肾阴亏虚,久病及阳,肾之阴阳两虚,阳虚为甚,以阴证为主,气血阴阳不足,脏腑功能衰竭,痰、浊、水、湿、饮、血瘀痹阻为其病机。

2. 治疗原则

早期以祛邪为主,中期扶正与祛邪并举或先祛邪后扶正,后期以扶正为主或佐以祛邪,攻补兼施。同时各期应分标本缓急相结合,先表后里,急则治其标,缓则治其本,先治新病后治痼疾,对于出现的各种并发症,针对其病位,虚、实、寒、热、湿、痰、饮、血瘀等不同,分清标本缓急,具体辨治。

糖尿病的虚证以脾胃气阴两虚证多见,但有偏于气虚型的,有偏于阴虚型的,亦有气阴两虚型的。此外,糖尿病有夹瘀、夹痰、夹湿、夹湿热、夹气滞等不同,但气虚、阴虚是本,夹杂证为标。治疗上以治本为主,标证突出时可先处理标证。病情复杂者必须具体情况具体分析,不能拘于一法、一方、一药。

偏于气虚者,主要症状:乏力,肢软,稍活动则觉累,口不甚渴或不渴,饮水多则腹胀,食不多,多食则腹胀,大便溏或次数增多,饥饿时感心慌、出汗,体重锐减或肥胖,腹大,肌肉绵软,舌体胖大,有齿痕,苔白腻,脉弱。治疗以健脾益气为主,常用药为生黄芪、党参、红人参、黄精、山药、苍术、白术。脾虚下陷者,便溏,大便次数多,加干荷叶、葛根以升清阳。此外,适当佐以养阴药,如玄参、女贞子、旱莲草等。

偏于阴虚者,主要症状:口渴,虽饮大量水也不解渴,心烦易怒,消谷善饥,消瘦,尿多,大便干结,甚至数日一行,舌质红苔少,脉细数或滑数。治疗以养脾胃之阴为主,常用药有玄参、麦冬、生地、五味子、枸杞子、玉竹、天花粉、西洋参、石斛、白芍、桑白皮、地骨皮等。阴虚燥热而渴饮无度者,加石膏、知母;心烦、消谷善饥者,加黄连、十大功劳叶。有用仙鹤六味汤加减治疗的报道。

气阴两虚型的症状则兼气虚和阴虚两种证候的表现。治疗兼顾益气养阴。

脾虚湿盛者,因脾失运化,既不能输布饮食精微,也不能将水湿排出。其症状表现:饮水不化,饮水后或进食后感腹部胀满不适,食少,便溏,舌淡苔腻,脉濡。治疗宜温化健脾。常用药为苍术、白术、厚朴、陈皮、苡仁、扁豆、木瓜、藿香、谷芽、山楂、建曲、车前草、茯苓、泽泻。脾虚湿盛者,滋阴药如地黄、麦冬,嫌其腻;益气药如党参、黄芪,嫌其壅,都不可概投。

脾虚湿热者,主要症状:渴不思饮,心中嘈杂,似饥非饥,似饱非饱,痞满,恶心,便溏,大便黏腻不爽,舌质红苔黄腻,脉濡数。治疗宜清化湿热,常用药为苡仁、藿香、佩兰、黄芩、茯苓、泽泻、车前草、建曲、鸡内金、杏仁、枇杷叶。

临床常用"四桑汤"治疗糖尿病无明显症状者。药用桑叶、桑葚、桑白皮、桑寄生(可用桑枝代替),配合苦瓜,每天1根榨汁服用,有降血糖作用。对于有气虚、阴虚症状者,辨证用药,再酌情配合使用"四桑一瓜"。苦瓜味苦性凉,用于阴虚燥热型较佳,如果气虚便溏者不宜用,可改为猪胰子研粉吞服或每日或隔日1次用猪胰子1具煨汤服用。

1型糖尿病治疗重点在肾,兼调四脏。肾阴虚者症见消瘦,面色黧黑,耳轮枯焦,渴饮尿多,潮热,盗汗,心烦,腰酸,大便干结,舌质红无苔,脉细数。治疗宜壮水之主,以制阳光,方用麦味地黄汤加减。常用药为生地、地骨皮、枸杞子、菟丝子、玄参、麦冬、石斛、桑葚、桑叶、山萸肉、山药、何首乌、白芍等。肾阳虚者症见畏寒足冷,腰酸,足软,气短乏力,阳痿,便溏或五更泻,舌淡,脉细弱。治疗宜阴阳兼调,方用金匮肾气丸加减。常用药为鹿茸、熟地、山药、山萸肉、菟丝子、杜仲、补骨脂、淫羊藿、小剂量附子或肉桂等。阳虚气弱者加人参、黄芪;阴虚燥热口渴者加石膏、知母、天花粉,或用玉女煎;阴虚或阳虚夹瘀者,酌加活血化瘀药。2型糖尿病初、中期,重点治脾;晚期,久虚不复,伤及真阴真阳,所谓"久病不已,穷必及肾",治疗重点在肾。

糖尿病的发病与瘀血有相当的关系,《兰室秘藏·消渴》记载的活血益气汤、生津甘露饮子中已有桃仁、红花、当归与生地、知母、石膏、黄柏等的配伍用药。清代

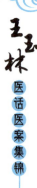

唐荣川在《血证论》也提到过因瘀而致渴。现代祝谌予先生从临床到实验研究两方面明确提出活血化瘀方药在糖尿病治疗中的重大意义。临床常常见到糖尿病患者伴有手足麻木,眼眶黯黑,舌下静脉怒张,脉涩或结代等瘀血证候,这是因为瘀血继发于气虚或阴虚,气虚者血必瘀、阴虚者血必滞。所以,临床常常在辨证论治、治病求本的基础上,或益气、养阴的基础上配合使用活血化瘀药,如桃仁、红花、丹参、益母草、鬼箭羽、葛根、赤芍、川芎、蒲黄等,特别是在气虚、阴虚症状缓解或消失后,血糖不降者,配合活血药,不仅能改善瘀血阻络的症状,还能促进血糖下降。

糖尿病并发高血脂、肥胖、脂肪肝等,多从痰浊论治,治疗宜燥湿健脾,常用药为干荷叶、苍术、白术、枳壳、泽泻、山楂、何首乌、决明子、丹参、川芎、虎杖、佩兰、瓜蒌、绞股蓝等。也可用明矾(每日 1 次),吞服米粒大小(约 1.5 g),连用 1 个月。伴有胸闷心悸时,加檀香、丹参、郁金、石菖蒲。

糖尿病并发高血压者,大多为阴虚肝旺,治疗宜滋清潜降,常用药为夏枯草、磁石、代赭石、决明子、野菊花、黄芩、桑寄生、石决明、珍珠母、益母草、川牛膝、桑叶、荷叶、天麻、钩藤、白芍等,也可用益母草、桑寄生、桑叶煎水早晚浸足 20 min。糖尿病并高血压,还有气虚型、阳虚型,不在此列。

长期服用西药的副作用大,长期低糖饮食,可使患者体质减弱,免疫力低下。中医药治疗糖尿病,其优势在于:不仅降低血糖,更强调辨证论治,整体调节,对减轻或消除症状,提高生活质量,预防和推迟糖尿病并发症的发生有积极的意义。

当然,在运用中药治疗的同时,也要控制饮食,能减轻既病的脾胃的负担,促进其功能的恢复。缺少运动也会导致气血呆钝,从而影响脾胃的运化功能。所以,适当的运动对于糖尿病患者很重要。量力而行、持之以恒是关键。

第十七节　如何对有毒性的中药进行减毒增效

临床上有的中药具有一定的毒副作用,但这些中药往往又具有独特的疗效,尤其是对于一些疑难杂症具有独特的功效,并且要在保证这些有毒性中药的安全用量的前提下其独特功效更能充分发挥出来。所以,减毒存效增效一直是中医应用有毒性中药治疗疾病的基本宗旨。

王老曾治疗一个肿瘤患者,服用的方药中白英用量用到了 60 g,同行医者见此用量大惊,感叹"怎敢用此大量"。因为白英用量大可引起严重的毒副作用:可引起白细胞严重下降,尤其是老年或体质虚弱、癌症患者更易出现。但此患者服药后未出现任何不适,为何?妙在煎服方法!曾有文献记载白龙须炖鸡的用法,白龙须有毒,如果使用不当可出现全身抽搐、呼吸肌麻痹等严重毒副作用,将白龙须与鸡同炖而服用就不会出现上述毒副作用。王老嘱咐该患者将白英 60 g 加 10 个豆腐果一起炖,只喝汤,不吃豆腐果。这与白龙须炖鸡有异曲同工之妙。

原因在于:豆腐果、鸡蛋、鸡肉、牛肉等均属于高蛋白食物,与有毒性的中药一起炖,则中药的有毒成分就与蛋白结合,能减少毒效物质的溶出,既起到解毒减毒的作用,又保留了中草药治疗的功效。

临床运用有毒性的中草药,如乌头、附子等时,同样可以用这种减毒增效配伍法,再进行合理的中药炮制,从而达到减少中药的毒副作用而又保持、提高药物的治疗作用,提高临床用药的安全性的目的。

第十八节　细节决定疗效成败

临床上治疗疾病,如果患者反馈疗效不佳时,医生大多都会从医师诊断和治疗方案两方面寻找原因,但医生有时会百思不得其解,甚至会扰乱诊治思维,从而延误病情。

其实,医生应该扩展思维方式,影响临床疗效的因素很多,除了医师辨证、遣方是否正确外,还与药物的真假、质量的好坏、煎药方法是否正确,服用方法是否正确,服药期间及服药后是否辨证施护等有关,如患者的生活起居、饮食调理、情志调节等方面是否做到、做好。故必须强调,临床治疗疾病要注重每一个细节,多花几分钟的时间给患者交代注意事项,严格把控每一个环节的质量关,才能提高临床疗效。例如,治疗喉源性咳嗽的患者,要向他们特别地交代:服药的方法要频服代茶饮;服药期间要忌烟酒和辛辣、煎炒、生冷、油腻、海腥之品;避免接触刺激性气味;避免滥用糖浆制剂。需要增强体质,少说话,多饮水,避免劳累,放松心情,劳逸结合,保证睡眠等。如此会收到事半功倍的效果。再如:对于支气管哮喘的患者,嘱咐患者避免接触其过敏原,包括喂养的宠物,接触的花粉、草粉、食物、药物、油烟等。对于鼻炎患者,不仅要按时服药,还要教患者局部按摩治疗的方法。治疗附件炎时,应中药灌肠治疗,应向患者仔细讲解灌肠的准备、体位、方法、时间等注意事项。

所以,临床医师必须注重治疗过程中的每一个细节,才能保证临床疗效。

第二章　王玉林讲常见病的诊治

第一节　类风湿性关节炎的中医诊治

类风湿性关节炎是一种常见的以关节组织慢性炎症性病变为主要表现的全身性疾病。本病由多种因素诱发机体自身免疫反应而导致的,可侵犯多个关节,常以手足小关节起病,多呈对称性,以肿、僵、关节变形为主。其病理表现为关节滑膜的慢性炎症、细胞浸润、血管翳形成、软骨及骨组织的侵蚀。本病还会导致关节结构的破坏、功能的丧失,且病变并非局限于关节组织,其他系统损害也较常见。

一、病因病机

祖国医学认为类风湿性关节炎是痹证的一个类型,中医称为"痹",也称"顽痹"。先天禀赋不足,正气亏虚是其发病内因,久痹不愈,气血运行不畅,病及脏腑,内舍其合,肝肾亏虚,痰瘀互结。病位在筋骨,病理性质为本虚标实,虚实夹杂,多以关节和关节周围疼痛为主要表现。《金匮要略》记载:"风湿相搏,骨节疼烦掣痛,不得屈伸,近之则痛剧,……"在《黄帝内经·素问·痹论篇》也有记载:"风寒湿三气杂至,合而为痹也。其风气胜者为行痹,寒气胜者为痛痹,湿气胜者为着痹也。……五脏皆有合,病久而不去者,内舍于其合也。……所谓痹者,各以其时重感于风寒湿之气也。凡痹之客五脏者,肺痹者,烦满喘而呕。……胞痹者,少腹膀胱按之内痛,若沃以汤,涩于小便,上为清涕。"该书对本病的病因、病机、证候演变均有论述。《诸病源候论·风病诸候上(凡二十九论)·风湿痹候》中亦有记载:"由血气虚,则受风湿,而成此病。久不瘥,入于经络,搏于阳经,亦变令身体手足不随。"

现代医学对类风湿性关节炎的病因尚未完全阐明,目前认为主要与遗传因素、环境因素及其他因素,如激素水平、应激反应等有关。长期以来,认为细菌和病毒是启动类风湿性关节炎的因素,各种病原微生物或其他抗原,即外邪,多表现为风寒湿邪,在类风湿性关节炎中以寒湿痹常见,在发病过程中,外邪入侵是发病的重要条件,外来抗原侵入体内引发机体免疫反应,免疫复合物的形成是病理变化的起点。

二、治 疗

类风湿性关节炎是一种致残性自身免疫性疾病,防治的重点在于早期诊断、早期治疗。类风湿性关节炎整个发病过程中的病机特点是本虚标实,气血亏虚则容易感受风寒湿邪而发病,随病邪的深入,又进一步损伤肝肾精血,故扶正补益肝肾应贯穿治疗全过程,但疾病每一阶段又有其主要矛盾,祛风除湿、活血通络之法,是治疗疾病的基本法则,不同时期用药各有侧重,扶正祛邪相辅相成。

1. 早期、急性发作期,多为邪实

类风湿性关节炎早期、急性发作期以外邪为主,风寒湿相搏于肌肉关节之间,使身体疼烦,病之初亦多有发热、恶寒、头痛等症,若病初起,不迅速用大剂量疏风、祛寒湿之品及时祛邪于外,每多酿成慢性疾患。故早期应祛风散寒、解表除湿、宣痹通络止痛,以祛邪为主,兼顾扶正,以邪尽为务。祛邪能保存正气,从而达到治疗的目的。临床辨证,首先分清风寒湿痹与热痹的区别。热痹以关节红肿灼热疼痛为特点,而风寒湿痹虽有关节酸痛,但无局部红肿灼痛。其中,以关节酸痛游走不定者为行痹;痛有定处,疼痛剧烈者为痛痹;肢体酸痛重者,肌肤不仁者为着痹。常规治疗行痹以散风为主,而以除寒祛湿佐之,参以补血之剂,所谓治风先治血,血行风自灭,方用防风汤加减;治疗着痹,以燥湿为主,而以祛风散寒佐之,参以补脾之剂,土旺则能胜湿,气足自无顽麻,方用薏苡仁汤加减;治疗痛痹者,以散寒为主,而以疏风燥湿佐之,参以补火之剂,所谓热则流通,寒则凝塞,通则不痛,痛则不通,方

用乌头汤加减。临床如果风寒湿三痹偏向不明显时,可用通治方"蠲痹汤",方中以羌活、独活、海风藤、秦艽、桂枝祛风散寒除湿,以当归、川芎、乳香、木香、桑枝、甘草活血通络止痛。

2. 迁延不愈,多为正虚

类风湿性关节炎迁延不愈,使气血伤耗,因而呈现不同程度的气血不足,肝肾亏虚的证候。由于正虚邪去复感者亦不少见,故此阶段需以扶正固本为主,兼以祛邪,攻补兼施。扶正是为调理阴阳,使气血流通,增强抗病能力。方药可选用独活寄生汤加减。此方乃《备急千金要方》记载,今天仍为常用方。

3. 知常达变,用药切记灵通

对于辨证治疗,也应辩证地予以灵通之法,临床上除对证用药外,可针对性地配以某些专用药物。

(1)功效。①鹿角胶、龟板胶属骨胶类药物,为有情之品,功能温强任督,壮骨充髓。对类风湿关节炎晚期有骨节肿大、骨质疏松、软骨缺损者,运用鹿角胶、龟板胶可起重要作用。②水蛭,属有情之品,祛邪不伤正,多用于寒热交错,虚实相兼之血瘀所致的关节肿痛诸症。③金银花、连翘两者既能清气分之热,又可解血中之毒,对类风湿关节炎热胜型之顽固疾患,大量服用甚为有益。④白芥子,味辛性温,散寒化湿,通经达络,消肿止痛,为治疗类风湿性关节炎的消肿必用之要药。⑤全蝎、蜈蚣、山甲、地龙、守宫消肿止痛,引药达病所,能软化骨节之僵直,故久瘀致痛、关节僵直、骨节畸形可选用。但这些虫类药,药性偏辛温,作用较猛,有一定毒性,故用量不可过大,时间不可过久,中病即止。

(2)部位。据《路志正医林集腋》记载,同一痹病,所患部位不一,用药应选善走经络者。如:手臂疼痛者加姜黄、桑枝、秦艽、桂枝、山甲;下肢疼痛者加松节、木瓜、牛膝;湿重者加防己、木通、黄柏、晚蚕沙;颈部背部疼痛者加羌活、独活、葛根、蔓荆子、防风;小关节疼痛者加丝瓜络、忍冬藤、鸡血藤、天仙藤;有痰阻者加白芥子、僵蚕、胆南星;有瘀血者加桃仁、红花、乳香、没药、姜黄、赤芍、泽兰;腰部疼痛者加羌活、麻黄、狗脊、杜仲、桑寄生;关节变形者加骨碎补、自然铜、生牡蛎、补骨脂。

4. 病久不愈,必有痰瘀

《医门法律·附痹证诸方》记载:"风寒湿三痹之邪,每借人胸中之痰为相援。故治痹方中,多兼用治痰之药。"各种痹证迁延不愈,正虚邪恋,日久必入络,络者主

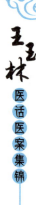

血,血伤则燥则瘀,津困则为痰为饮;在病理上必形成痰瘀相结,阻塞经络,筋骨失荣,神机不展而生疼痛不已则成痼疾。症状表现:疼痛时轻时重,关节肿大,甚至强直畸形,屈伸不利,舌质紫,苔白腻,脉细涩等。治宜化痰祛瘀、搜风通络,用桃红饮加甲珠、地龙、土鳖虫养血活血,化瘀通络,加白芥子、胆南星祛痰散结,加全虫、乌梢蛇等搜风通络。

5.处方用药应注意配伍

处方用药应首先考虑药物之间的协调和拮抗作用,控制其短处,发挥其长处。如:用寒凉解毒药物的同时,应佐以温性药物,常用肉桂、桂枝、生姜、干姜等;过用辛温大热的药物时,应佐以滋阴药,如玉竹、熟地、玄参等;过用滋阴药物时要防其腻膈滞胃,产生胸闷、胃满的副作用,应佐以砂仁、陈皮、木香等。

6.治痹勿忘守方

凡久病不愈均属于慢性疾患,宜固本为先,徐缓图之,切勿操之过急,昨方今改,欲速则不达,徒劳无益。只要辨证准确,服药后无不良反应,应坚持服用,不可中断。

三、小 结

本病进展缓慢,治疗相对困难,治疗期间可采用多种治疗方法,如配合药浴、针灸、理疗等,以增加药效,同时必须进行心理健康教育,加强功能锻炼。

第二节 咳嗽的辨治纲领及治疗体会

辨证论治是祖国医学的精髓,和其他病一样,咳嗽的辨证论治也要求掌握基本要素:病因、病机、病位、病性、辨证施治原则、理法方药。王老结合自己多年临床经验,给大家讲讲临床咳嗽的辨证要领及治疗咳嗽的体会。

《素问·宣明五气篇第二十三》记载，"五气所病：心为噫、肺为咳、肝为语、脾为吞，肾为欠，……"在《素问·咳论篇第三十八》又说："五脏六腑皆令人咳，非独肺也。"这里指出咳嗽的病因病机，因肺朝百脉，五脏六腑之气皆出于肺，若脏腑功能失调，三焦精气逆乱，肺宣发肃降功能失常，故而发病，出现咳嗽。同时《素问·咳论篇第三十八》列出五脏咳的见症，"肺咳之状，咳而喘息有音，甚则唾血。心咳之状，咳则心痛，喉中介介如梗状，甚则咽肿，喉痹。肝咳之状，咳则两胁下痛，甚则不可以转，转则两胠下满。脾咳之状，咳则右胁下痛，阴阳引肩背，甚则不可以动，动则咳剧。肾咳之状，咳则腰背相引而痛，甚则咳涎。"可以说这是咳嗽最早的辨证，也是咳嗽最早的分类。关于咳嗽的分类，我们尊重张景岳的分类方法，他将咳嗽分为外感和内伤两类，同时指出当辨阴阳分虚实，这样的分类辨证较为完善，切合实用。

一、辨 证

咳嗽辨证，首先应当分清外感咳嗽与内伤咳嗽。外感咳嗽由风寒燥热等六淫之气所致，气候突变、冷热失常，肺卫功能失调，经皮毛或口鼻传于肺，肺失宣降，肺气上逆而咳嗽，外感咳嗽证型多为风寒咳嗽、风热咳嗽、燥热咳嗽，亦有热邪灼津成痰，痰阻气道致痰热咳嗽。内伤咳嗽由脏腑功能失调、内邪干肺所致，当分辨肺脏自病或他脏病变及肺两类。这里又需分清虚和实，脏腑病位在肝、心、脾、肺、肾的何脏，五行中木火土金水与脏腑中肝心脾肺肾的相生、相克、反侮的区别，本脏病及他脏病的关系。

1. 分辨外感咳嗽与内伤咳嗽

外感咳嗽多是新病，起病较急，病程短，初病咳嗽多伴有恶寒、发热、头痛、身楚等肺卫表证，脉证多为实证。内伤咳嗽多是久病，起病缓慢，病程长，常反复发作，常伴其他脏腑失调的症状。

2. 根据咳嗽的时间、节律、性质、声音及加重因素等辨证

外感咳嗽：白天咳嗽重，咳而急促，或伴咽痒即咳，若咽不红为风寒证，若咽红、扁桃体肿大为风热证。咳嗽声音嘶哑、病势急、病程短、咽不红为外感风寒，若咽喉红肿疼痛为外感风热。

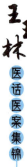

内伤咳嗽:咳声嘶哑,病势缓慢,病程长者,若伴有手心热为阴虚,若伴有神疲气短则为气虚。

痰浊咳嗽:咳声粗、浊、声重不爽者为热灼津伤,炼津为痰。伴有表证者为风热证,无表证者为痰热证。

痰饮咳嗽:早晨咳嗽阵发加剧,咳嗽连声重浊,痰出咳减者,若痰色白为痰湿咳嗽,若痰黄为痰热咳嗽,有的老人咳痰清稀,色白,咳嗽不分白天早晚,为痰饮伏肺。

肺燥咳嗽:午后或黄昏时间咳嗽加重或夜间时有单声咳嗽,咳声轻微、短促、无痰者多为肺燥阴虚。

肾虚咳嗽:夜卧咳嗽较剧,持续不已,少气,动则易累,伴气喘,或咳嗽伴尿失禁、遗尿者或起夜频者,为肾虚、久咳致喘的虚寒证。

咳声分虚实:咳声低、伴有气短者为虚证;咳声洪亮、声高气足者为实证。

加重因素:进食生冷肥甘厚腻加重者多为痰湿,常伴见脾虚的症状如纳差、泄泻等;情志郁怒加重者因于气火,常伴有痰如絮状,久咳不已;劳累受凉后严重者多为痰湿、虚寒,常伴有口不渴或淡水不欲饮,或喜热畏寒。

3. 从痰的色、质、量、味进行辨证

咳而少痰者多为燥热、气火、阴虚;咳而多痰者为痰湿、痰热、虚寒;痰色白而稀薄者为风邪、寒邪;痰色黄而稠者为热;痰色白质黏者为阴虚、燥热;痰色白清稀、透明、呈泡沫状者为虚为寒;咯吐血痰者多为肺热或阴虚;脓血相兼者为痰热瘀结成痈;有热腥味或腥臭气者为痰热;味甜者为痰湿脾虚;味咸者为肾虚;味酸如絮者为肝病。

二、辨证论治原则

辨证论治:应分清邪正虚实。外感咳嗽为邪实,治以祛邪利肺;内伤咳嗽为邪实正虚,治以祛邪止咳扶正补虚,标本兼顾,当分清虚实主次而治之。治脏为直接治肺,兼治肝、脾、肾。外感咳嗽治疗时祛邪当因势利导,邪去,肺气宣畅则咳嗽止,忌敛涩留邪;内伤咳嗽应以扶正着眼,当防宣散伤正。

咳嗽的分型辨治:外感咳嗽、内伤咳嗽。

1. 外感咳嗽

风寒咳嗽:

症状:咳嗽声重,气急,咽痒,咳痰稀薄色白,伴有风寒表证。

治则:疏风散寒,宣肺止咳。

方药:三拗汤加止嗽散。

随证加减:咳嗽剧烈,可加蒲公英、平地木、紫菀、百部等。伴有头痛者,可酌加桔梗、紫菀、荆芥、防风或百部、白前、炒山楂、老姜等。

2.风热犯肺

症状:咳嗽频频,阵发加剧,气粗,声音嘶哑,咳声不爽,咯痰不爽,痰黏稠色黄,咽红肿痛,伴有风热表证。

治则:疏风清热,宣肺化痰。

方药:桑菊饮加减。

3.风燥伤肺

症状:干咳,连声作呛,无痰或少痰,伴有燥证。咽喉、口、鼻、唇、舌干燥少津,或痰中带血。若兼风热表证为风燥咳嗽,若兼风寒表证为凉燥咳嗽。

治则:①风燥咳嗽应疏风清肺,润燥止咳,方药为桑杏汤加减。②凉燥咳嗽为散寒解表,润燥止咳,方药为杏苏散加减。

2.内伤咳嗽

1)痰湿咳嗽

症状:咳嗽,反复发作,病程长,无表证。伴有痰湿证咳声重浊,痰多色白而黏或灰白色,因痰而咳,痰出嗽止,胸满脘痞,早晨或食后咳甚痰多。伴有脾虚之症则神疲体倦,食少纳呆,大便溏薄。进食甘甜油腻则病情加重。

治则:健脾燥湿,化痰止咳。

方药:二陈汤加三子养亲汤。

2)痰热郁肺

症状:①主症。热痰为痰多热重,黄色痰,质黏稠,咯不爽,胸闷,痰腥臭,口臭,口苦,渴不多饮。气息粗促,喉有痰声。②兼症:肺热证为面赤身热、口干欲饮。热伤肺络证为胁肋胀痛,咳时引痛或咯吐血痰。

舌脉:舌苔薄黄腻,质红,脉滑数。

治则:清热肃肺,化痰止咳。

方药:桑白皮汤加减。

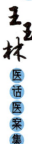

随证加减:痰色黄腥臭如脓加鱼腥草或万年荞、杠板归、地丁、苡仁、冬瓜仁等;胸满咳逆、痰涌便秘加葶苈子、风化硝以泻肺逐饮;痰热伤津口干渴者加沙参、麦冬、天花粉以养阴生津。

3)肝火犯肺

症状:咳嗽受情志情绪波动影响,肝经痰火上逆犯肺。①肝火上逆而咳。气逆而咳,面红咽干。②木火炼津成痰。痰黏或成絮条,难于咯吐。③肝络不和。胸胁胀痛,咳而引痛。

舌脉:舌苔薄黄少津,脉弦数。

治则:清肺平肝,顺气降火止咳。

方药:泻白散、黛蛤散加减。

随证加减:久咳不愈,可加诃子、五味子、焦山楂等收敛肺气。

4)肺阴亏虚

症状:①本脏自虚。干咳声嘶、痰中夹血、口干咽燥。②阴虚症状。午后潮热、颧红、手足心潮热、夜卧盗汗、形瘦神疲。

舌脉:舌质红,脉细数。

治则:滋阴润肺,止咳化痰。

方药:沙参麦冬汤加减。

随证加减:酌情加果上叶、一朵云或兔耳风等止咳化痰类苗药。

三、治疗咳嗽病案摘要

1. 黄芩验案一

予(李时珍)年二十时,因感冒咳嗽既久,且犯戒,遂病。骨蒸发热,肤如火燎,每日吐痰碗许,暑月烦渴,寝食几废,六脉浮洪。遍服柴胡、麦门冬、荆沥诸药,月余益剧,皆以为必死矣。先君偶思李东垣治肺热如火燎,烦躁引饮而昼甚者,气分热也,宜一味黄芩汤,以泻肺经气分之火。遂按方用片芩一两,水二钟,煎一钟,顿服,次日身热尽退而痰嗽皆愈。(摘自《本草纲目》)

2. 黄芩验案二

朱×,患肺热咳嗽,痰里夹血,胸膈板结,口渴引饮,气粗苔黄乏津。主以黄芩60 g,水煎顿服,次日身热尽退而痰咳胸结之患愈。(摘自《长江医话》)

3. 薏苡仁验案

1983年9月，我得了一次感冒，初愈后，每日清晨仍咯黄色浊痰，历时一周，有增无减。我担心痰浊不清，引起它病。暗自思量，找一味善药来消除痰源，黄色浊痰是湿热酿成，我就选用薏苡仁清化。每日取薏苡仁50 g煮粥，连吃三天。果然，咯痰逐日减少，尿量增多，湿热从下泄去。我素来脾肾不足，苡仁淡渗寒滑，虽然有利于清化热痰，但却使我溲时余沥点滴，有时自流而难于约束。可见善药也非十全。于是，在苡米粥中加入十枚红枣，连吃四天，痰浊尽去。（摘自《长江医话》）

4. 大黄验案

范×，女，8个月，部队家属。其母述患儿因着凉后，出现咳嗽。开始全天咳嗽，曾到驻地医院胸部透视未见异常，查血象白细胞(WBC)11 200/ mm^3，中性白细胞(N)55%。每次用青霉素40万单位，每日2次肌内注射。1周后，患儿每于凌晨四五点钟咳嗽加重，以干咳为主，不得入睡，后继用青霉素及其他止咳药，效果不佳，诊见口微干，舌质红，脉数，大便稍干。辨其兼症属大肠蕴热，此热上灼于肺，形成热盛伤津，肺气上逆之候。宜清热泻火，釜底抽薪之法。拟单味熟大黄粉治之。处方熟大黄粉每次0.5 g，每日3次。用药3日后，其母述症状明显减轻，时偶尔咳嗽数声，但已不影响睡眠，大便偏稀。……遵循小儿用药中病即止的法则，令其停药自然恢复，3日后随访完全康复。（摘自《中医药研究》1990年第4期）

四、咳嗽辨证用药经验谈

辨治用药经验是在中医辨证施治原则指导下，根据病因、病机、病性、病位、证候特征，进行分析辨证，运用理法方药，通过反复临床实践，具体优化的高效独特诊疗技艺。下面内容是王老从临床实践中运用体会不断总结深化而形成的经验。

1. 辨证外感与内伤

外感咳嗽必有肺卫表证，肺卫表证是外感标志；内伤咳嗽无外感表证，但有内伤脏腑形证，脏腑功能失调，内邪于肺。病邪自他脏而后传入肺，以他脏为本，肺为标。若平时体健无病，突然咳嗽，虽无发热、恶寒、头痛等肺卫表证，亦当查咽喉，辨清咽喉红与不红、寒热、阴阳，抑或寒包火、寒包饮等病理性质。

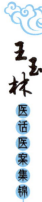

2. 咳是排痰的病理反应

古有"脾为生痰之源,肺为贮痰之器"之说,痰在肺在脾如何辨证?因咳而有痰者,咳为重,主治在肺;因痰而致咳者,痰为重,主治在脾。

3. 根据咳嗽早晚辨痰湿或肾虚

晨起咳嗽,痰先稠后薄,苔白腻者,属肺脾湿痰;咳嗽甚于晚或在午夜后更甚的属肾虚,肾虚久嗽常伴夜尿频、咳则尿失禁等证。

4. 治疗注重辨外感或内伤

治外感咳嗽重在祛邪,但也有体虚邪实之分,虚者当辨其阴阳气血亏虚不同,适当兼顾,内伤咳嗽同样有虚实之别,常为虚中夹实,不可一派滋补,否则缠绵难愈。对于久病咳嗽,不仅要注意正虚,还要注意有无湿热、伏火、伏痰存在,不可不查虚实兼夹,一见病久便概投滋补之药,而犯实实之诫。

5. 咳无止法

治咳当治痰、治气、治火、治水,邪去正安。刘河间说:"故咳嗽者,治痰为先;治痰者,下气为上。"程国彭《医学心悟·咳嗽》记载:"故初治必须发散,而又不可以过散,不散则邪不去,过散则肺气必虚,皆令缠绵难愈。"当代名医张建夫说:"治痰者,必降其火,治火者,必顺其气。"《叶天士医案精华·咳嗽》记载:"古人于有年久嗽,都从脾肾子母相生主治,更有咳久,气多发泄,亦必益气甘补敛摄,实至理也。"现代赵锡武说:"病在内宜甘以壮水润以养金,药不宜动,动则虚火不宁,忌辛香燥热。"

五、咳嗽用药秘法摘要

孙文胤:诸嗽皆宜用桔梗,乃肺经之要药,故不可不用但不可多用,以其为舟楫之剂,能上而不下。不用则不能引药至肺部,多用则又承载诸药而不能行,反能作饱,故不可多用。(摘自《丹台玉案》)

尤怡:五味子治嗽,新病惟热伤肺者宜之。若风寒所客,则敛而不去矣。久病气耗者,非五味子不能收之,然热痰不除,则留固弥坚矣。(摘自《金匮翼》)

徐春甫：凡治咳嗽，当先各因其病根，伐去邪气，而后以乌梅、诃子、五味子、罂粟壳、款冬花之类，其性燥涩，有收敛劫夺之功，亦在所必用，可一服而愈，慎毋越其先后之权衡也。（摘自《古今医统大全》）

黄文东：如咳呛较剧，而他药无效时，还可加用天竺子、腊梅花、罂粟壳，但只能用于剧咳日久，咳而无痰者，必须中病即止，不可久用。若咳嗽虽剧，然痰浊恋肺，万勿轻率使用，以免导致痰壅气窒之弊。（摘自《当代名医临证精华》）

汪机：杏仁，散肺气，若肺中有实邪，及因风寒外束，郁炅于中者，宜用之。（摘自《医学原理》）

姜春华：百部治咳有卓效，不拘新老寒热虚实，皆可配伍用之。（摘自《当代名医临证精华》）

张沛虬：止嗽须加桑菊，桑叶、菊花不仅能祛风，其味微苦而甘，亦有利于肺之肃降。（摘自《当代名医临证精华》）

胡建华：根据程门雪先生经验，无论寒湿或湿热之痰，凡是痰甜，均应适当加入陈皮、砂仁等芳香化湿之品，可以提高疗效。宗此法，用于临床，确实灵验。（摘自《当代名医临证精华》）

施今墨：妇人久嗽不止，必加理血药如川芎、当归、熟地，其效始著。（摘自《当代名医临证精华》）

第三节　荨麻疹的中医辨治特点

荨麻疹为西医病名，中医称为瘾疹，俗称风疹块、鬼风疙瘩。其特征是皮肤出现瘙痒性风团，骤然发生并迅速消退。

一、诊断要点

(1) 皮疹为大小不等、形状不一的淡红色或瓷白色的风团，自觉瘙痒。

(2) 风团骤然发生并迅速消退，消退后不留痕迹，一日之内可发作数次。

（3）皮疹发生的部位不定。

（4）黏膜也可受累。发生于胃肠道黏膜者，可伴有恶心、呕吐、腹痛、腹泻等；发生于喉头黏膜者，可有气闷、呼吸困难，甚至引起窒息。

（5）慢性者反复发作，可迁延数周、数月，甚至数年。

二、辨治要点

病位：肌肤，涉及脏腑肺（肺主皮毛）。

病性：有表实证、里虚证，也有虚实相兼证。实证者以风为主，夹寒、湿、热、瘀的不同；虚证以卫气虚、血虚、冲任不调为主；虚实相兼证以表实兼里虚为主，多由实证反复发作致虚而成。

病因病机：以风为主，风为百病之长，善行而数变，故风邪侵袭人体，可致皮肤出现风团，时隐时现，骤起骤消。而风邪每多夹热邪或寒邪以袭人，内蕴肌表，不得疏泄所致；也有因肠胃不和，蕴湿生热，郁于肌肤而成。而反复发作，迁延日久者，则因气虚卫外不固，或因血虚生风，或因冲任不调，或因血瘀等所致。

治疗原则：主要是祛风。根据患者不同，兼以清热、散寒、利湿、调和营卫，或养血、调摄冲任、活血化瘀等。

三、辨证论治

1. 风热型

证候：风团色红，遇热则发作或加重，触之有灼热感，瘙痒剧烈，或见咽干、心烦。舌质稍红，苔薄色黄，脉浮数或弦滑数。

治则：疏风清热。

方药：银翘散加减。

方剂：

金银花15 g	连翘15 g	荆芥6 g	蝉蜕10 g
牛蒡子10 g	黄芩12 g	紫背浮萍12 g	鱼腥草30 g
芦根18 g	薄荷6 g 后下	生甘草6 g	

水煎服，每日1剂。

随证加减:酌情可加抗过敏的药,如地龙、乌梢蛇、炒苍耳子等。或可用消风散加减(荆芥9 g、蝉蜕6 g、防风6 g、苍术6 g、山栀12 g、苦参15 g、黄芩6 g)。

2. 风寒型

证候:风团白色(瓷白色),遇冷或风吹则发作或加重,得暖可缓解。舌苔薄白,脉浮缓或浮紧。

治则:祛风散寒。

方药:荆防败毒散加减。

方剂:

防风12 g	荆芥10 g	羌活10 g	独活10 g
柴胡10 g	前胡10 g	当归10 g	茯苓15 g
川芎6 g	麻黄6 g		

水煎服,每日1剂。

随证加减:伴有营卫不和的寒证时,也可用桂枝汤加减(桂枝6 g、麻黄6 g、赤芍10 g、丹皮10 g、姜皮3 g、甘草3 g、大枣5 枚、葱5 根)。

3. 脾胃湿热型(胃肠型)

证候:皮肤出现风团,伴有脘腹胀痛,纳呆,恶心,呕吐,神疲乏力,大便泄泻或秘结,舌苔黄腻,脉滑数。

治则:表里双解,疏风解表,清热利湿通腑。

方药:主方茵陈蒿汤,合升降散加减。

方剂:

茵陈15 g	大黄12 g^{后下}	栀子12 g	防风12 g
僵蚕10 g	蝉蜕10 g	鱼腥草30 g	土茯苓30 g

水煎服,每日1剂。

随证加减:①大便泄泻者,去大黄,可加砂仁6 g^{后下}。脘腹胀痛或恶心呕吐者加枳壳12 g、厚朴10 g^{后下}。②中成药防风通圣丸,口服,每次6 g,每日2~3次,温开水送服。或用防风通圣散加减(荆芥6 g、防风6 g、茵陈30 g、栀子12 g、制大黄12 g、茯苓20 g、苦参20 g、法半夏6 g、生甘草3 g)。如果有肠道寄生虫,加乌梅肉6 g、槟榔片15 g。

4. 卫外不固型

证候:风团反复发作,迁延日久,平素多汗,稍劳则汗出,风团发作时每觉凛凛恶寒,微微自汗,舌质淡,舌体胖嫩,脉沉细。

治则:固卫,和营,祛风。

方药:玉屏风散合黄芪桂枝五物汤加减。

方剂:

黄芪25 g　　　炒白术12 g　　防风12 g　　桂枝9 g

白芍9 g　　　　赤芍9 g　　　　生姜3 片　　大枣8 枚

煅牡蛎30 g ^{先煎}

水煎服,每日1 剂。

5. 血虚生风型

证候:风团反复发作,迁延日久,可伴有头晕、神疲乏力、纳呆、夜寐不宁。舌质淡薄或少苔,脉细弱或濡细。

治则:养血祛风。

方药:四物消风饮加减。

方剂:

生地18 g　　　　防风12 g　　　赤芍12 g　　白鲜皮12 g

柴胡12 g　　　　当归9 g　　　　荆芥9 g　　蝉蜕9 g

川芎6 g　　　制何首乌15 g　　白蒺藜15 g

水煎服,每日1 剂。可复渣再煎服。

随证加减:①兼有气血两虚者,用八珍汤加减(黄芪15 g、党参12 g、茯苓皮15 g、白术12 g、当归18 g、生地20 g、川芎6 g、白芍15 g、甘草3 g)。②千斤首乌汤处方(千斤拔30 g、制何首乌15 g、黑豆衣12 g、当归9 g、苦参9 g、蝉蜕9 g、白鲜皮9 g)。

6. 冲任不调型

证候:见于女性患者,风团发生有周期性。常在月经前数日开始出现风团,往往随着月经干净而消失,但在下次月经来潮时又发作,多伴有月经不调,或经来腹痛。舌质暗红,苔薄,脉弦。

治则:调摄冲任。

方药:二仙汤合四物汤加减。

方剂:

仙茅9 ~ 12 g　　　淫羊藿9 ~ 15 g　知母9 g　　　黄柏9 g

川芎 9 g	生地 15 g	当归 15～18 g	巴戟天 12 g
赤芍 12 g	菟丝子 12 g	香附子 12 g	肉苁蓉 12 g
炙甘草 3 g	大枣 9 g		

水煎服,每日 1 剂,可复渣再煎服。

随证加减:兼血瘀者(可见经来量少,色紫黑有块,或舌有瘀斑),酌加活血化瘀之品,如丹参 15～18 g、桃仁 9 g、红花 9 g 或合失笑散(五灵脂 9 g、蒲黄 9 g)。

7.血瘀型

证候:风团反复发作,缠绵日久,疹色暗红,或风团主要见于腰围、表带等受压部位,口唇青紫。舌质色暗红或紫,或舌边尖有瘀斑,脉细涩。

治则:活血化瘀,佐以祛风。

方药:通经逐瘀汤加减。

方剂:

地龙干 9 g	赤芍 9 g	柴胡 9 g	防风 9 g
桃仁 9 g	红花 9 g	蝉蜕 9 g	皂角刺 9 g
穿山甲 12 g 先煎	丹参 15 g		

水煎服,每日 1 剂。

随证加减:如兼风热者加金银花、连翘各 15 g;兼风寒者加麻黄 6 g、桂枝 9 g。

四、名医验方精粹

1.黄文东(上海中医学院教授)

方剂:

荆芥 9 g	防风 9 g	薄荷 4.5 g	桑叶 9 g
菊花 9 g	生地 12 g	赤芍 12 g	金银花 18 g
生甘草 3 g	川黄柏 9 g	知母 9 g	紫草 9 g

水煎服,每日 1 剂。

评按:方用黄柏、知母、金银花以清热解毒燥湿,桑叶、菊花、薄荷、荆芥、防风以疏风散热。

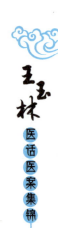

2. 曲志申（长春中医学院教授）

主治:肠寄生虫诱发荨麻疹。

方剂:

乌梅 15 g	黄连 15 g	黄柏 10 g	桂枝 15 g
制附子 10 g^{先煎}	干姜 10 g	黄芪 20 g	白术 15 g
防风 10 g	川椒 10 g	山楂 30 g	玄明粉 10 g

水煎 30 min。每日 1 剂,分 3 次温凉服。

评按:方以黄芪补气,温分肉,实腠理,益卫固表;白术健脾和胃,充肌肉;防风祛风,黄芪得防风,取其相畏相使也,防风载黄芪助真气,以行周身,增助祛风之功;又因有虫,寒侵火迫,则虫不安其位,虫之搅动或其毒素蒸蕴,皆能为害,故取乌梅、山楂之酸伏之,敛肺而合皮毛,以黄连、黄柏之苦安之。虫因寒而动,不安其位,以桂枝、附子、干姜、川椒温其中脏,虫则安伏,加玄明粉泻下,排便驱虫,以泻其毒。诸药配合,具有补肺益虚,固表祛邪,健脾和胃,调和营卫,安蛔驱虫,泻毒之功。善治体虚有寒侵有虫,颇有良效。

3. 蔡化理（青岛医学院教授）

主治:血尿性荨麻疹。

方剂:

麻黄 5 g　蝉蜕 40 g

水煎 30 min 服用。每日 1 剂,分 2 次温服。

验案:陶×,男,8 岁,全身起风疹瘩伴血尿 4 天。患儿吃蚬肉不久,周身皮肤发红瘙痒,旋即出现斑丘疹,出疹后 6 h 左右出现尿急尿血,面部口唇呈轻度浮肿,伴有腹痛。脉浮,舌苔薄白。投药后 18 h,皮疹和颜面、口唇、眼睑浮肿基本消退,肉眼血尿明显减轻,服药后 48 h 肉眼血尿消失。服药后 72 h 尿蛋白及肉眼血尿和显微镜血尿完全消失。共服药 7 天,痊愈出院。

评按:麻黄有利水消肿之功效。药理证明有抗变态反应作用,配大量蝉蜕疗效显著。

4. 消风散

来源:《太平惠民和剂局方》。

主治:诸风上攻,头目昏痛,目眩旋晕,耳啸蝉鸣,皮肤顽麻,瘙痒瘾疹。

方剂:

川芎60 g	羌活60 g	人参60 g	白茯苓60 g
僵蚕60 g	藿香60 g	防风60 g	荆芥穗60 g
甘草60 g	蝉蜕60 g	厚朴15 g	陈橘皮15 g

为末,清茶调下。

评按:消风散所消之风,为过敏性表现的风疹,头昏目眩、瘙痒瘾疹均属过敏的表现。立法以祛风脱敏为主,活血利湿为辅。羌活、防风、荆芥穗、藿香均为祛风助表药;僵蚕、蝉蜕、甘草均为脱敏药;川芎活血,茯苓利尿,并用人参调节全身免疫功能。过敏性头痛临床上甚为常见,伴有皮肤表现者诊断容易,无皮肤和全身过敏表现者往往容易误诊。

5. 葛根汤

方剂:

葛根12 g	麻黄6～9 g	生姜6～9 g	桂枝6 g
白芍6 g	大枣4～6 g		

水煎服,日服2次。

6. 潘焕鹤:再造散

主治:寒冷型荨麻疹。

方剂:

淡附片10 g^{先煎}	北细辛3 g	桂枝10 g	白芍10 g
生姜10 g	大枣5 枚	炙甘草5 g	生黄芪15 g
党参10 g	川芎5 g	羌活30 g	防风30 g

先用汤剂控制病情,待症状消退后再按上方比例制成散剂,每天服2次,每次10 g,连服1月。

五、单验方介绍

(1)地骨皮31.25～62.5 g,水煎服。

(2)地肤子9 g,水煎服。

(3)蝉蜕125 g,洗净风干,焙焦研末,炼蜜为丸,每丸重9 g,一日2次,每服1

丸,温开水下。亦可研末开水下 3 g。

(4)炒苍耳子或草 125 g,煎水外洗。

(5)地肤子 30 g,加水 500 mL 煎至 250 mL,早晚服,盖被出汗少许而痊愈。

(6)蒲公英 15 g,水煎服。

(7)炮山甲 3 g,研末,开水送下。

(8)茵陈 31.25 g,水煎服。

(9)僵蚕 9 g,水煎服,每日 3 次。

(10)蚕沙 30 g,水煎服。

(11)黑芝麻 500 g,冬桑叶 125 g,研末炼蜜丸,1 日 4 次,每服 9 g。

(12)荆芥炭、大黄炭各等分,共研末,每服 5 g,日服 3 次。

(13)干地龙、甘草各 10 g,水煎服,每日 1 次。

(14)麻黄 5 g,乌梅肉 10 g,生甘草 10 g,水煎服,每日 1 剂。

(15)外洗方。以下各药任选一种煎水外洗:紫苏、浮萍、芫荽、桃叶、百部、吴茱萸、樟树叶等,干、鲜均可,水煎外洗用。

第四节　带状疱疹及其后遗症的辨治

带状疱疹是由水痘－带状疱疹病毒引起的皮肤病,其特征为簇集性水疱沿身体一侧周围神经,呈带状分布,伴有显著的神经痛及局部淋巴结肿大,愈后极少复发。中医称为"缠腰火丹""蛇串疮",俗称"串腰龙""蜘蛛疮"。

一、诊断要点

(1)好发于老年人。

(2)发病前常有引起机体抵抗力下降的因素。

(3)皮疹好发于肋间神经及三叉神经分布区域,但亦可发生于身体的任何部位,常见于胸背、胸腹及颜面部,亦可侵犯眼、鼻、口腔等的黏膜处。

（4）皮疹特点：典型者为在红斑基础上出现簇集性粟粒大小红色丘疹群，迅速变为水疱，大多绿豆大小，疱壁较厚，疱壁紧张，疱液由清澈逐渐变为混浊，疱周有红晕，极少融合，水疱间皮肤常正常。水疱沿某一周围神经呈带状分布，发于身体的一侧，一般不超过体表正中线。不典型者可为红斑或丘疹，重者可出现血疱或坏死性损害。皮疹消退后遗留暂时性红斑或色素沉着。

（5）自觉症状：有明显的神经痛或感觉过敏，可在皮疹出现前或伴随皮疹发生，年龄越大疼痛越明显，部分免疫功能低下或年老体弱患者，常于皮损消退后遗留顽固持久性的剧烈神经痛，疼痛是自发性闪电样或撕裂样、针刺样疼痛，少数患者表现为奇痒或痒痛，常持续数月或更久，称带状疱疹后遗神经痛。

（6）发生于三叉神经眼支的带状疱疹常水肿显著，多伴有疱疹性结膜炎、角膜炎等。

（7）带状疱疹可伴有面瘫、耳鸣、耳聋等。

（8）带状疱疹伴发全身水痘样疹者称泛发性带状疱疹。

二、病因病机

本病多因情志内伤，肝郁气滞，久而化火，肝经火毒，外溢肌肤而发；或饮食不节，脾失健运，湿邪内生，蕴而化热，湿热内蕴，外溢肌肤而生；或感染邪毒，湿热火毒郁滞经络，气血凝滞，脉络瘀阻不通，不通则痛而发病。年老体虚者，常因血虚肝旺，湿热毒盛，气血凝滞，以致疼痛剧烈，病程迁延。

三、中医分型

1. 肝经郁热证
主症：皮损鲜红，疱壁紧张，灼热刺痛。
次症：口苦咽干，渴喜冷饮，烦躁易怒，大便干，小便黄。
舌脉象：舌质红，苔黄或燥，脉弦数。

2. 脾虚湿蕴证
主症：皮损颜色较淡，疱壁松弛易于穿破，渗水糜烂，或见化脓，重者坏死结

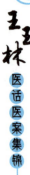

黑痂。

次症:口不渴,食少腹胀,大便溏。

舌脉象:舌胖苔黄,脉濡缓、滑。

3．气滞血瘀证

主症:主要为后遗症期,皮疹消退后局部疼痛不止。

次症:倦怠乏力,大便秘结。

舌脉象:舌质暗,苔薄色白,脉弦细。

四、治疗方法

1．内服疗法

1）肝经郁热证

治则:清肝泻火,除湿解毒,活血通络,疏风止痛。

方药:龙胆泻肝汤加减(龙胆草、栀子、黄芩、丹皮、大青叶、生甘草、泽泻、延胡索、车前子、赤芍等)。

随证加减:发于面者,加牛蒡子、菊花;发于少腹部、下肢者,加苍术、黄柏;湿热重,加青黛、板蓝根、蒲公英、野菊花、薄荷等;疼痛明显,加全虫、僵蚕、金银花藤、络石藤、白芍等。

2）脾虚湿蕴证

治则:健脾利湿,佐以解毒。

方药:除湿胃苓汤加减(白术、厚朴、陈皮、茯苓、板蓝根、延胡索、车前子、泽泻、生甘草等)。

3）气滞血瘀证

治则:活血化瘀,行气止痛,消解余毒。

方药:活血散瘀汤加减(鸡血藤、红花、桃仁、延胡索、川楝子、木香、陈皮、全虫等)。

随证加减:血虚血瘀者,用当归20 g,焙干研末,每次服1 g,日服3次;老年状疱疹兼有正气亏虚者,可配合一贯煎加减(生地、白芍、郁金、沙参、甘草、枸杞、麦冬、当归、川楝子等)。

2.穴位注射疗法

穴位:选择病变部位的经络取穴,或根据辨证论治取穴,每次 2~3 穴。

药物:红花注射液、当归注射液、维生素 B_{12} 注射液等。

3.外治疗法

(1)青黛 60 g、冰片 3 g,水调外敷。

(2)黄柏 30 g、黄连 30 g、大黄 30 g、乳香 15 g、没药 15 g,诸药研细末加浓茶调成糊状,外敷患处,药干即换。用药 4~6 天。

(3)局部薄棉片烧灼法。

(4)围针疗法:①取穴。少阳经取支沟、阳陵泉穴,阳明经取足三里,太阳经取委中。②针法。在疱疹旁开 0.67 cm,向皮下透刺,隔日 1 次,针刺 1~3 次。

五、带状疱疹后遗神经痛治疗

根据患者体质不同,证型不同,带状疱疹后遗神经痛的治疗方法如下:

1.从肝郁气滞,血瘀热毒论治

医案:王×,男,65 岁,2005 年 10 月 16 日初诊。患者于 2005 年 9 月 2 日因劳累后患带状疱疹,曾在附近医院给予阿昔洛韦、复合维生素 B、西咪替丁等药物治疗,15 天后皮肤水疱均已干敛结痂,但疼痛仍不止,尤以夜间痛甚,无法入眠,服用曲马多疗效不明显。就诊时症见:神疲懒言,气短乏力,时有心烦,纳呆,寝食难安,大便干结,表情痛苦,以右侧腰部、左侧胸胁及腹部皮肤灼热疼痛明显,严重影响其正常生活。体格检查见患处皮肤有散在色素沉着,无水疱、丘疹,舌质暗红有瘀点,舌苔薄色黄微腻,脉弦微数。西医诊断为带状疱疹后遗神经痛。

辨证:属肝郁气滞,血瘀热毒。

治则:疏肝理气活血,清热解毒止痛。

方药:柴胡疏肝散加减。

方剂:

柴胡 10 g	枳壳 10 g	党参 20 g	黄芩 10 g
香附 8 g	地龙 9 g	徐长卿 30 g	延胡索 12 g

| 黄芪 30 g | 当归 12 g | 川芎 12 g | 郁金 6 g |
| 合欢皮 12 g | 火麻仁 12 g | 牛膝 15 g | 甘草 6 g |

水煎,每日 1 剂,分 2 次服。

二诊:服药 3 剂后,疼痛明显减轻,大便不干,夜可入睡,但仍心烦。上方去药性偏燥的香附,加酸枣仁 15 g、琥珀(冲服)2 g,继服。

三诊:又服药 5 剂后,疼痛大部分消失,精神明显好转,夜寐安。守上方去徐长卿,党参加至 30 g,另加白术 10 g,继服。

又再服 6 剂后,已无疼痛及不适,夜寐安甜,病获痊愈。追访 2 个月,未见复发。

评按:带状疱疹患者初起即以神经痛为突出表现,多呈烧灼样,难以忍受,而老年患者由于组织退化,神经修复能力下降,带状疱疹后遗神经痛发病率更高,病程也会较长,用抗病毒、神经细胞营养剂及对症止痛、镇静药物治疗效果欠佳,而中医药辨证治疗往往有较好的效果。中医认为,本病多发于老人,又多有气滞血瘀之象,故本病病机为本虚标实。本虚指年老身体抗病能力下降,亦即气血亏虚,《黄帝内经》云"年四十,而阴气自半也,起居衰矣"。年老体衰,阴精阳气俱不足,气血亏则脉道不利,成为易患带状疱疹后遗神经痛的内在因素;标实为邪伤气血,气机不畅,气滞血瘀,《黄帝内经》云"不通则痛"。因此,临床上采取扶正祛邪方法治之,方选柴胡疏肝散加减,以疏肝益气,活血通络止痛。此方出自《景岳全书》,原方主治胸胁疼痛,寒热往来。在《景岳全书·杂证谟·胁痛》指出,"若外邪未解而兼气逆胁痛者,宜柴胡疏肝散主之。"《张氏医通》中则言,"主怒火伤肝,胁痛,血菀于上。"方中柴胡解肝郁,现代药理研究证明,柴胡对于体液免疫和细胞免疫均有增强作用;黄芩可清肝热及解肝毒邪;当归柔肝养血,缓急止痛;延胡索、香附、郁金、川芎理气活血止痛;地龙善行而走窜,偏走血分,能通血脉,利关节,消瘀滞,疗痹痛;徐长卿可凉血解毒,务求尽除病因;黄芪补气助运,针对老年人气血亏虚而设;甘草既可清热解毒,又可和中调诸药。诸药合用,共奏理气活血,益气扶正,清热解毒,通络止痛之功。

2. 从气虚血瘀论治

医案:患者,63 岁,2007 年 1 月初诊。患者 6 年前曾患带状疱疹,经治疗后皮疹消退,但在左胁肋部常有阵发性针刺样疼痛。纳食尚可,夜寐不安,大便干燥,小便量少,舌质紫黯,舌苔薄,脉细涩。西医诊断为带状疱疹后遗神经痛。

辨证:属气虚血瘀。

治则:益气养血,活血化瘀,兼以理气止痛。

方药:补阳还五汤加减。

方剂:

黄芪 60 g	当归 12 g	川芎 12 g	赤芍 15 g
白芍 15 g	延胡索 15 g	香附 15 g	莪术 30 g
灵磁石 30 g^{先煎}	珍珠母 30 g^{先煎}	桃仁 10 g	红花 10 g
地龙 9 g	甘草 9 g		

水煎,每日 1 剂,分 2 次服。

二诊:服药 7 剂后,疼痛较前明显好转,夜寐改善,大便已调,原方加炒白术、茯苓各 12 g,继服。

三诊:又服药 7 剂后,除仍时有针刺样疼痛外,余症均安,上方去桃仁、红花,加全蝎 3 g、蜈蚣 1 条,继服。

四诊:又服药 21 剂后,针刺样疼痛进一步减轻。

方剂:

黄芪 60 g	党参 15 g	当归 12 g	炒白术 12 g
茯苓 12 g	怀山药 12 g	桑寄生 12 g	白芍 15 g
延胡索 15 g	甘草 6 g	川芎 12 g	

调理 2 个月后而痊愈。随访至今,病未复发。

评按:带状疱疹是由于脏腑病变,致使湿热内蕴,火毒内毒,痹阻经络,蕴于肌表而发,其根本为正气亏虚。正如《素问·评热病论》说:"邪之所凑,其气必虚"。经过相应清热利湿解毒治疗之后,大部分患者的疼痛症状会随着皮疹的消退而逐渐消失,但有些患者经治疗后,疼痛仍不消失,甚则迁延日久。其因有三:其一是"虚",患者正气亏虚,精血不足,无力御邪,兼之火毒之邪耗伤阴血,致使机体精血更加亏虚,血不荣络,不荣则痛;其二是"瘀",气滞血瘀,阻痹经络,不通则痛;其三是"久病入络",经脉遍布全身,具有运行气血的作用。若久病不愈,气血虚衰,不但使脉络失荣,造成"至虚之处,便是留邪之地",而且会出现气虚血瘀、络脉不通的状况。治疗应从虚、瘀着手,治以益气养血,活血化瘀,理气化湿。还应加入重镇药物及虫蛇之类的药物,以收搜风通络止痛之效。本病施治多用益气养血,活血散瘀,通络止痛之品,使气血充足,经络疏通,气血通畅,疼痛得止。常以补阳还五汤加减治疗,生黄芪用量常达 60 g。带状疱疹后遗神经痛,病程迁延,久病必虚,痛久伤气,"气为血之帅",气虚则无力推动血之运行,致血行迟缓,脉道不通或通而不畅,以致血瘀气滞,不通则痛,用大量黄芪是取其能益气生血而托毒外出,又能推动血

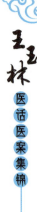

运,促进瘀血活化之功效。配合当归、川芎、桃仁、红花、赤芍、莪术等养血活血,化瘀通络,理气止痛之品,佐以香附等既入血分,又入气分之品,使气血流畅,血随气行,开通经络而止痛。且香附有疏肝解郁、消痰饮痞满之功。对疼痛剧烈者,酌加灵磁石、珍珠母等破血消瘀,重镇止痛之品;对顽固性疼痛,甚则彻夜难眠者,加入全蝎、蜈蚣等虫类药物,不但能达到搜风通络止痛之效,而且能引诸药直达病所。

3. 从风寒袭表,毒邪未尽论治

医案:李×,女,62 岁,2006 年 8 月 2 日初诊。自诉半年前因受凉后右侧胸胁疼痛,继而出现密集成簇大小不一的红色疱疹。某医院诊断为带状疱疹,经治疗后皮疹消退,但在原发处仍经常有刺痛、闷痛感,伴胸闷不适、困倦等症状。检查示患者原发处未见皮疹,舌质淡红,舌苔白,脉沉。西医诊断为带状疱疹后遗神经痛。

辨证:属风寒袭表,毒邪未尽,滞留经络。

治则:祛风散寒,活血通络,理气止痛。

方药:败毒散加减。

方剂:

柴胡 10 g	前胡 10 g	羌活 10 g	独活 10 g
川芎 10 g	枳壳 10 g	桔梗 10 g	茯苓 10 g
党参 10 g	甘草 6 g		

水煎,每日 1 剂,分 2 次服。

二诊:服药 5 剂后,症状有所好转,疼痛次数减少,仍感闷胀刺痛。上方加养血活血、理气止痛的当归、青皮、丹皮各 10 g,继服。

三诊:又服药 5 剂后,疼痛闷胀症状有明显改善,每天偶发 1 次。为巩固疗效,嘱上方再服 5 剂。药后临床症状基本消失,随访至今未复发。

评按:带状疱疹后遗神经痛主要与情志不遂、饮食不节、劳累受凉等因素有关。多因风寒湿邪侵犯机体,毒邪瘀滞经络,血液运行不畅,蕴于皮肤所致。虽然经过积极治疗,但仍有残毒滞留经络,阻碍气机运行。本病瘀久化热,热毒较甚,邪热易耗气伤津,"气行则血行,气滞则血瘀",最终形成瘀阻脉络,不通则痛之证。本病多发于老年人,老年人体质较弱,病程较长,邪气缠绵难去,日久暗耗气血,损伤络脉,则疼痛不止。本例运用败毒散,方中羌活、独活有祛风散寒,疏通经络作用,两者配伍,尽治一身之痛;柴胡、前胡、桔梗疏肝解郁,宣通肺气,直达胸胁络脉,令邪外出;川芎、枳壳行气活血,祛风止痛;党参、茯苓、甘草扶正祛邪,补中益气,养血生津,缓急止痛。综观全方,具有祛风散寒、舒筋活络,活血止痛,疏肝理气,滋阴养血,扶正祛邪功能。

4. 从肝肾阴亏,瘀血阻络论治

医案:患者,男,63 岁,2006 年 3 月 16 日初诊。患者 2005 年 11 月感冒后,在右侧头面部出现簇集的红斑、水疱,伴有烧灼痛,在外院诊断为带状疱疹。经用中、西医药治疗 2 个月后,疱疹消退,痂皮脱落,但疼痛有加重趋势。现在症见右侧前额、头皮刺痛不可触碰,以夜间为甚,口干寐差,烦躁易怒,大便偏干,舌质暗红,少苔,脉沉细涩。

辨证:属肝肾阴亏,瘀血阻络。

治则:养阴清热,活血通络。

方剂:

生地 20 g	鸡血藤 15 g	秦艽 12 g	玄参 15 g
天冬 10 g	麦冬 10 g	桃仁 10 g	红花 10 g
没药 8 g	五灵脂 8 g^{包煎}	地龙 12 g	延胡索 15 g
香附 15 g	酒大黄 6 g	蜈蚣 3 条	川芎 12 g

水煎,每日 1 剂,分 2 次服。

二诊:服药 10 剂后,疼痛明显减轻,已无心烦、不寐、大便干结等症,舌质红,脉沉细。上方去酒大黄,加全蝎(研末冲服)5 g,继服 14 剂而愈。

评按:带状疱疹主要是湿热内蕴,感受毒邪,脾失健运形成湿邪,内湿外泛肌肤,水液聚集于肌表形成水疱。老年人由于组织退化,修复神经的功能降低,因而易发生带状疱疹后遗神经痛。主要表现为受病部位灼痛、窜痛、刺痛,而且疼处固定不移,频繁发作,经久不愈。中医辨证应归于瘀证范畴。但是单纯运用活血通络或行气化瘀治疗,又往往难收全功。这主要是因为只注意了化瘀祛邪的一面,而忽视了养阴扶正的一面。因老年人之体每多气虚阴亏,又因热病日久,或过用苦寒除湿之药都可进一步劫伤阴液,从而使阴津更加不足。另外,血瘀与阴虚密切相关。阴虚是诸多致瘀因素的病理枢机,是血瘀症的重要病理基础。如阴液不足,可导致脉络枯涩,血行迟滞,易于产生瘀血。如果以养阴之品濡润脉道,增水行血则有利于血液的运行,而且阴津为血液的组成成分,水津充足,血得畅行。现代研究表明,养阴可补充人体多种营养,有调节机体免疫功能之作用,有利于受病神经的修复。本方用秦艽、红花、桃仁、没药、鸡血藤、地龙、五灵脂等,活血通络止痛而不伤阴;再配以滋而不腻、滋而能通之生地、玄参、天冬、麦冬以增其液,使阴液充,经络通,损伤复。

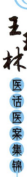

⚘ 六、带状疱疹的治疗体会

临床治疗带状疱疹,王老总结了自己的一些治疗思路和方法,临床观察,疗效比较满意。

1.用药方面

(1)运用虫类药物:湿毒、热毒、火毒瘀滞经络,不通则痛是本病引起疼痛的关键。治疗本病首要的目标是解除患者的疼痛,提高患者的生活质量。瘀毒祛除则气血运行通畅,则所谓"通则不痛"。全虫、僵蚕等为虫类药搜剔之品,能搜风通络止痛,引药至病所。用全虫以剔解毒邪,毒解络通,故有很好的止痛作用。

(2)改良使用芍药甘草汤:《伤寒论》记载"芍药甘草汤"(芍药12 g、甘草12 g)能酸甘化阴,缓急止痛。主治津液受损,阴血不足,筋脉失濡所致腿脚、胃脘、腹部等诸多部位的挛急疼痛。现代药理研究显示,本方有镇静、镇痛、解热、抗炎的作用,二药合用,这些作用能显著增强。芍药对中枢疼痛和脊髓反射弧的兴奋有镇静的作用,故能治疗中枢性和末梢性疼痛。故引用此方治疗带状疱疹的神经痛,重用芍药、甘草,止痛起效快,疗效卓著。

2.内调外治,综合疗法

针对带状疱疹引起的剧烈疼痛,采用单一的疗法往往难以快速消除疼痛。故主张综合疗法,采用药物疗法与非药物疗法相结合,内治与外治相结合。

(1)药物内服外涂:①内服方。根据带状疱疹起病初期,以肝经湿热,毒邪郁滞经络为病机,故治疗宜清肝泻火,除湿解毒,活血通络,疏风止痛,内服当以龙胆泻肝汤为基本方,灵活化裁。②外用方。青黛、冰片,凉开水调浆外涂患处。具有清热消肿止痛、防腐生肌功效。现代药理研究表明,冰片具有抗菌、消炎、镇痛作用,能促进肉芽组织结构和表皮细胞再生,修复皮肤附属器官,因而具有较强的创伤愈合作用。

(2)外治法:薄棉片烧灼法,是在灯火燋的治法上改良而来,临床实施时取材方便,施治便捷。在疱疹表面进行烧灼,是以火攻火之法。中医有"火者散也""壮火食气"之说,疱疹所郁结之火毒经此烧灼后,则火消结散,不再郁结为患,有利于疾患转愈。

第五节 湿疹的辨证施治

下面先从一个典型的婴儿湿疹的病例来分析湿疹的中医诊断和治疗思路。

医案:付×,男,2 岁 8 个月,2016 年 2 月 26 日初诊。患儿于生后 1 月即患婴儿湿疹,至今未愈。就诊时症见头额、颈项、胸腹、后阴部、手肘、脚弯等多处有湿疹,开裂,发红,热痒。

辨证:患儿因先天禀赋不耐,或其母亲在妊娠时过食辛辣,导致患儿脾胃运化不力,内蕴胎火湿热,外感风热,搏于皮肤而发病。

治则:清热解毒,疏风止痒,祛湿润燥。

方药:自拟金蝉汤加减。

方剂:

金银花 10 g	蝉蜕 6 g	全虫 3 g	淡竹叶 6 g
桑叶 6 g	菊花 6 g	地肤子 6 g	葛根 6 g
地骨皮 10 g	甘草 10 g		

6 剂,水煎服。

外用方剂:复方青黛散外涂。

医嘱:忌食麻辣等刺激性食物及姜、蒜。

二诊:2016 年 3 月 4 日。服金蝉汤后湿疹好转。各部位湿疹明显减轻。继续原方案治疗。

三诊:2016 年 3 月 11 日。患儿治疗后湿疹痊愈,疗效满意。

评按:婴儿湿疹,俗称"奶癣""奶腥癣""胎癣"。一般分为干性湿疹和湿性湿疹两种类型,本患儿为湿性湿疹。婴儿湿性湿疹多发生于肥胖婴儿。而婴儿干性湿疹多发生于瘦小的婴儿。婴儿湿疹的病因病机多因禀赋不耐,脾胃运化不力,内蕴胎火湿热,外感风邪,搏于皮肤而成。

诊断要点:①婴儿湿疹好发于哺乳期婴儿,大多 2 岁左右自愈,也有少数患儿迁延至儿童期不痊愈的。②发病部位主要发生在颜面,严重者甚至向头额、颈肩、躯干蔓延,亦可以泛发全身。③皮疹为急性或亚急性起病,瘙痒剧烈,吵闹不安,影响睡眠。干性奶癣表现在潮红的皮肤上有分散的或密集的丘疹,搔之有鳞屑、轻微的糜烂。湿性奶癣则表现为皮肤红赤,有丘疹、水疱、糜烂、渗出,黄色痂厚积。

辨证论治:一般轻症湿疹的治疗方法以疏风清热利湿为主,方用消风导赤汤加减(牛蒡子5 g、白鲜皮5 g、薄荷3 g、金银花10 g、生地10 g、茯苓10 g、黄连1～2 g、灯心1束)。湿性奶癣加车前子5 g,苍术3 g,去薄荷。重症婴儿湿疹的治疗,以清热解毒、疏风止痒、祛湿润燥为主,方用自拟金蝉汤加减。同时可以配合外治法治疗,①青黛、冰片、黄连等研末,与护肤甘油、麻油调搽,1日可搽数次。干性奶癣用水调搽。②僵蚕,研末,煎汤洗之。③煮熟鸡蛋,去蛋白,炒蛋黄取油,外涂患处,1日数次。④万年荞、白英、止痒草各10～30 g,水煎外搽。

调护方面:婴儿湿疹不宜用水洗涤,如果结厚痂时,先用麻油浸润,再轻轻搽去痂皮。患儿不宜穿羊毛、化纤织物,避免强烈日光照射。哺乳期母亲应少食辛辣刺激及鱼腥之类的食物。

成人湿疹,大多辨证属于湿热熏蒸,外感风邪,搏于皮肤而成,亦可用金蝉汤治疗,临床疗效满意。

第六节　小儿腹泻的辨证施治

一、辨证分治

1. 伤食泻

辨证:脘腹胀痛,痛则欲泻,泻后痛减,大便黄褐色如烂稀泥或呈水样便,大便中混有不消化食物残渣,大便酸臭如败卵,精神尚好,舌苔和脉象无异常。此证因伤食积滞所致,病程短暂,病情较轻。

治则:消食,助运化。

方药:保和丸加减或二陈汤加四消散。

方剂:

　　陈皮3 g　　　　法半夏3 g　　　　茯苓10 g　　　甘草3 g

| 神曲 10 g | 山楂 10 g | 炒莱菔子 6 g | 麦芽 5 g |

随证加减:腹胀加木香、厚朴以理气消胀;呕吐加藿香、生姜以辛香止呕;伴有外感风寒,表现有发热恶寒、流清涕、咳嗽者,加葛根、荆芥、防风。

2. 风寒泻

辨证:大便清稀且多泡沫,无明显臭味,腹痛肠鸣,或兼恶寒发热,鼻塞流清涕,舌苔白腻。

治则:祛寒化湿。

方药:藿香正气散加减。

方剂:

| 炒白术 10 g | 甘草 3 g | 陈皮 3 g | 藿香 3 g |
| 苏叶 5 g | 法半夏 5 g | 泽泻 10 g | |

随证加减:腹痛加木香、砂仁以理气止痛;食滞加四消散中的二味以消食;尿少加猪苓、泽泻以渗湿利尿。

3. 湿热泻

辨证:大便稀薄,水分较多,或大便如水注,粪色深黄而臭,或见少许黏液,腹部时感疼痛,食欲不振,或伴泛恶,肢体倦怠,发热或不发热,口渴,小便短色黄,舌苔黄腻。

治则:清热利湿。

方药:加味葛根芩连汤。

方剂:

| 葛根 5 g | 黄芩 5 g | 黄连 3 g | 茯苓 10 g |
| 泽泻 10 g | 厚朴 5 g | 车前子 10 g | 神曲 10 g |

随证加减:小便短赤加六一散(滑石 6 g、甘草 1 g)以清热利湿;腹痛加木香、白芍以理气止痛;呕吐加法半夏、生姜汁以降逆辟秽;湿热偏重,口不甚渴者加苍术以燥湿;高热烦渴引饮加石膏、寒水石以清热除烦。

4. 脾虚泻

辨证:大便稀溏,多见食后作泻,色淡不臭,时轻时重,面色萎黄,肌肉消瘦,神疲倦怠,舌淡苔色白。且常反复发作。

治则:健脾止泻。

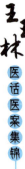
方药:参苓白术散加味。

方剂:

党参 10 g	白术 5 g	茯苓 10 g	山药 10 g
炒苡仁 10 g	炒扁豆 10 g	陈皮 3 g	砂仁 3 g
乌梅 10 g	炙甘草 10 g		

随证加减:腹痛加木香以理气止痛;久泻不止夹杂积滞者,加诃子肉、赤石脂以固肠止泻;大便稀或完谷不化者,加干姜以温中散寒。

5. 脾肾阳虚

辨证:久泻不止,食入即泻,完谷不化,或见脱肛,形寒肢冷,面色㿠白,精神萎靡,睡时露睛,舌淡苔色白,脉细弱。

治则:温补脾肾。

方药:四神丸加四君子汤加减。

方剂:

补骨脂 10 g	吴茱萸 5 g	肉豆蔻 5 g	五味子 5 g
人参 3 g	白术 10 g	茯苓 10 g	甘草 5 g

随证加减:脱肛加黄芪、升麻以升提中气;久泻不止加诃子肉、赤石脂、禹余粮以收敛固涩。

6. 变 证

辨证:泻下无度,质稀如水,皮肤干燥,目眶及前囟凹陷,啼哭无泪,小便少。

1)气阴两虚

辨证:气短少,精神萎靡,或烦躁不安,口渴唇白,舌绛无津,脉细数无力。

治则:甘酸敛阴。

方药:连梅汤加减。

方剂:

黄连 7 g	乌梅 12 g	生地 12 g	麦冬 12 g
阿胶 5 g			

随证加减:余邪未净者,去生地、麦冬、阿胶,加白芍、甘草、芦根、石斛。

2)阴竭阳脱

辨证:暴泻不止,便稀如水,面色苍白,神疲气弱,表情淡漠,四肢厥冷,冷汗自出,舌淡红,苔色白,脉沉微。

治则：温补脾肾,回阳救逆。

方药：参附龙牡汤加减。

方剂：

人参 6~12 g　　　制附子 7 g^{先煎}　　　龙骨 12 g　　　牡蛎 12 g

随证加减：泄泻不止者,加干姜、白术以健脾温阳。

二、验　方

(1)苍术炭、山楂炭各等分,用量为 2 岁 1 g,2 岁以上 1.5 g,日服 3 次。

(2)石榴皮炭、地榆炭选取一味 12 g,水煎服,日服 3 次。

(3)外治疗法:①丁香 2 粒,吴茱萸 3 粒,胡椒 30 粒,打粉末,用醋调包脐,每次 1.5 g。适用于风寒脾虚泄泻。②鬼针草 30 g,煎取温热水泡足,每天 1 次,连用 3 天。适用于湿热泻轻证。③艾叶 30 g、肉桂 5 g、小茴香 5 g、桂枝 3 g、丁香 3 g、木香 3 g、草果 6 g、苍术 6 g、白术 15 g。共研粗末,纳入肚兜袋内,围脐。适用于脾虚、脾肾两虚者。④灸治,足三里、神阙、中脘,艾灸,每穴 7~10 壮,每日 1 次。用于脾虚或脾肾阳虚泄泻。⑤苍术、吴茱萸各 15 g,丁香 3 g,胡椒 15 g,各药打粉备用,用时取 1~3 g,用食用油调成糊状敷脐,外用长、宽各为 4 cm 的胶布固定,1 天换 1 次。⑥鲜石榴皮 30 g,捣碎如泥状,敷脐。1 天换 1 次,同上法。⑦胡椒 10 g,研粉,每次用 3 g,放于脐孔及脐周直径 3~5 cm 范围的皮肤上,外用伤湿止痛膏固定,1 天换 1 次。适用于 1~7 岁小儿虚寒型单纯性泄泻。

第七节　药物性皮炎的诊治

药物性皮炎是药物通过口服、注射、吸入及使用擦剂、栓剂等各种途径进入人体产生的过敏性反应。皮肤黏膜急性炎症者,称为药物性皮炎(或药疹、药疮)。引起本病的药物有磺胺药、抗生素、解热镇痛药和镇静药等,以及某些化学试剂接触,如王水、强酸等,以及某些有毒中草药。

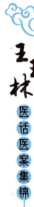
一、诊断要点

（1）详细追问病史，尤其是服药史，致敏发病时间多在7～10天，少数病人可在数小时或1～2日迅速发病。

（2）最常见的皮疹表现是猩红热样皮疹和麻疹样皮疹，其次是荨麻疹及多型性红斑。多呈对称性全身分布，常伴有轻重不一的寒热、头痛、不思饮食等症状。

（3）呈特殊形态的药物性皮炎，主要有固定性红斑、多形性红斑、紫癜、湿疹样型皮炎、扁平苔藓样皮炎、剥脱性皮炎等，严重时药疮可发生溃烂，甚至危及生命。

（4）部分病例血象可增高，其中以嗜酸性粒细胞增多为主。有些病例则相反，出现白细胞、红细胞及血小板减少。

（5）部分病人出现内脏损害，如肝、肾等功能损害。

二、辨证要点

病位：在肌肤，涉及脏腑肺、肝、肾。

病性：表实证、里虚证，也有虚实相兼证。实证以药毒浊邪和风邪为主，夹湿、热、火毒等的不同；虚证以气阴两虚及肺、肝、肾亏虚为主；虚实相兼以表实兼里虚，多由实证反复发作致虚或药毒损害肝、肾致虚。

病因：禀赋不足，毒邪内侵，风、湿、热、火毒郁滞肌肤，内损气阴血津，损毁肝肾所致。

治则：主要以清热解毒、祛风止痒为主，或根据患者不同情况，兼以清肺泻火、利湿、凉血、清营、益气养阴、扶正、抗过敏等。

三、辨证施治

1. 风热型

主症：主要皮损表现为丘疹、红斑、风团。来势快，烦热作痒，伴有恶寒发热、头痛鼻塞等症状，舌质红，苔薄黄、脉浮数。

治则:祛风清热。

方药:消风散加减。

方剂:

当归12 g	生地15 g	防风10 g	蝉蜕12 g
知母15 g	苦参12 g	牛蒡子12 g	生石膏20 g
赤芍12 g			

2. 湿热型

主症:皮肤肿胀、潮红、水疱、糜烂、流水,或伴有胸闷纳呆、小便短少等症状,舌质红,苔薄黄腻,脉滑数。

治则:清热利湿。

方药:萆薢渗湿汤加减。

方剂:

萆薢15 g	苡仁30 g	黄柏12 g	茯苓15 g
丹皮12 g	泽泻15 g	滑石30 g	白茅根30 g
甘草6 g			

3. 血热型

主症:皮肤或黏膜发现色鲜艳的红斑,甚者有血疱、水疱,或伴有口干、便秘、尿赤等症状,舌质红、苔色黄,脉细数。

治则:凉血,清热,利湿。

方药:犀角地黄汤加减。

方剂:

犀角1 g	生地15 g	赤芍12 g	丹皮12 g
黄柏12 g	黄连10 g	生栀子12 g	重楼30 g
板蓝根30 g			

4. 火毒证

主症:皮肤全身泛红,侵犯黏膜致其肿胀、潮红,或有大疱、血疱,或伴有严重的全身症状,寒战、发热、烦渴,苔黄腻,舌色红绛,脉洪数。

治则:清热解毒,养阴凉血,泄热。

方药:清营汤加减。

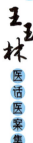

方剂：

犀角 1 g　　　　　生地 15 g　　　　　金银花 30 g　　丹参 15 g

麦冬 15 g　　　　　重楼 30 g　　　　　板蓝根 30 g

随证加减：尿血者，加大蓟、小蓟各 18 g，侧柏叶 12 g；瘙痒甚者，加白鲜皮 12 g、苦参 12 g。

5. 气阴两伤型

主症：重症后期见大片脱屑，黏膜剥脱，神疲乏力，纳呆便溏，口干唇燥欲饮，舌质红苔剥，脉细数。

治则：益气养阴。

方药：增液汤加减。

方剂：

玄参 15 g　　　　　麦冬 15 g　　　　　生地 15 g　　　　沙参 15 g

玉竹 12 g　　　　　党参 25 g　　　　　黄精 15 g　　　　山药 25 g

甘草 6 g

6. 剥脱性皮炎型

主症：全身皮肤潮红、肿胀、渗液、结痂，以后全身皮肤反复发生大片脱落。伴有全身症状，寒战高热，可有内脏损害等并发症。

治则：清热凉血，利湿解毒。

方药：清瘟败毒饮加减。

方剂：

水牛角 30 g　　　　生地 30 g　　　　　生石膏 30 g　　玄参 15 g

紫草 10 g　　　　　丹皮 10 g　　　　　赤芍 10 g　　　　知母 10 g

车前子 10 g

随证加减：大便燥结加生大黄、芒硝；舌绛口干或口舌糜烂加麦冬、鲜石斛；高热加紫雪丹；神昏谵语加安宫牛黄丸；精神萎靡、心悸、脉象细数加生脉散。

四、外治法

（1）小范围皮损外用三黄洗剂（黄芩、黄柏、大黄、苦参）涂搽；皮损广泛者用青黛散(青黛60 g、石膏120 g、滑石120 g、黄柏60 g)干扑;结痂干燥者用青黛膏(青黛凡士林)外涂。

(2)剥脱性皮炎型。湿润期,全身用青黛散合麻油调涂,每日2～3次,宜经常用麻油浸润;落屑期,用麻油或清凉油乳剂少许保护皮肤,如凝成厚痂,需经常用棉花蘸麻油涂。

五、辨证调护

局部禁用水洗,禁涂刺激性药品。忌姜、蒜、海鲜,牛肉、羊肉及麻辣食物等。

第八节 喉源性咳嗽的治疗体会

喉源性咳嗽临床非常常见,病人咳嗽剧烈,临床治疗疗效比较满意,下面是诊治喉源性咳嗽的思路。

一、临证思路

喉源性咳嗽这个病名由我国著名中医学家干祖望教授提出,它是咽喉部疾病引起的咳嗽。本病是临床的多发病、常见病,随着空气污染加重,发病率逐年升高。《证治汇补·咳嗽》记载:"(指掌)其火郁咳者,有声无痰,咳必连声。"与本病相似。相当于现代医学的"慢性咽炎"。大多数患者发病前有感冒病史,发病后表现为咽痒呛咳,夜间或晨起尤甚,咳嗽为阵发性、刺激性干咳,频频清嗓,咽干欲饮,咽梗不适,舌质红或有裂纹,苔薄黄,脉细数。咽部检查显示:咽峡部慢性充血,颜色暗红,咽喉部淋巴滤泡增生。胸部X线检查正常。根据四诊资料,辨证为阴虚邪滞型。此证型临床非常常见,但病因病机、病情变化比较复杂,该证型为本虚标实证,阴虚为本,外感或内生的实邪为标。阴虚临床以肺、肾、胃阴虚为主,阴虚又可化火、化

上篇 临证医话

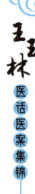

燥、生风，久病入络，脉络瘀阻，故内生火邪、燥邪、风邪、瘀血。外感邪气多为风邪、燥邪或异气。故该证型为正虚邪恋型。其病因病机：素体阴虚、气候干燥、心情焦虑、睡眠不足等均可耗伤阴液；喜食辛辣煎烤之品、嗜好烟酒易伤阴；过度劳累耗气伤阴；饮食不节，脾失健运，精微生化无权，气血津液亏虚；反复感冒，迁延日久耗伤肺肾之阴，以上病因导致阴虚。喉为肺所系，人之根本为肾，肾为喉之根，故肺、肾阴虚为主，阴虚咽喉失于濡养而发病。再者，阴虚则虚火上炎；情志不畅，肝气郁结，肝火上炎；阴血虚则生风；火邪灼津生燥；久病入络，热伤肺络，气血瘀滞，故内生实邪（火邪、风邪、燥邪）。实邪郁肺，肺失宣降，渍于咽喉，咽喉不利而致咳。外感实邪形成的原因：感冒失治，风邪疏散不透；感冒早期过服糖浆或过甜的食品、药物或服用滋补、收敛的药物，敛邪在内；使用大量抗生素或清热解毒之品，冰伏其邪。以上因素均可导致闭门留寇，伏邪郁闭肺窍，肺失宣肃，津液不能上承濡养咽喉，咽喉不利而发病。咽痒干咳是风邪致病的特点，《素问·太阴阳明论》记载："伤于风者上先受之"。风邪首先侵犯人的上部。肺为华盖之腑，而咽喉为肺之上端，故风邪最易侵犯咽喉。风性善动，风动则咽痒，即所谓"肤痒用手挠，咽痒以咳挠"。火上炎则生燥，火下灼则津枯，故咽干欲饮。总之，本证型为肺、肾阴虚为本，风、火、燥、瘀、异气为标的本虚邪恋证。病位在咽喉，涉及肺、肝、肾、脾、胃等各脏腑。病机为咽喉部失濡、受阻、受灼，咽喉不利。

治疗方面注重整体观念，强调辨证论治。强调治病求本，标本兼治为治疗原则，以养阴润燥、祛风清热、利咽止咳为其治疗方法。强调风去而痒止，气顺则咳消。在辨证基础上治其本，再利咽止咳。整体治疗与局部治疗相结合，不仅治疗咳嗽，还要治疗咽喉，更要调理脏腑气机。王老根据多年丰富的临床经验，自拟经验方泡水清咽汤，方剂如下：

玄参 15 g	麦冬 15 g	金银花 15 g	菊花 15 g
蝉蜕 10 g	薄荷 6 g^{后下}	桔梗 10 g	炒苍耳子 10 g^{包煎}
制枇杷叶 10 g	平地木 30 g	蒲公英 15 g	甘草 6 g

水煎频服。忌辛辣刺激之物。

该经验方中，玄参味甘、苦、咸，性微寒，归肺肾胃经，能滋肾润燥、泻火解毒。麦冬味甘性寒，归肺胃心经，养阴润肺，生津止咳，润肠通便。两者合用为君药，达到金水相生的目的。金银花、菊花疏风清热，祛邪外出。蝉蜕能祛风通络、利咽止痒。薄荷祛风利咽，散邪，引药行走。蝉蜕配薄荷，加强祛风利咽散邪。桔梗味苦、辛，性平，归肺经，善于开宣肺气，有宣肺利咽、载药上行之功。枇杷叶长于降气，能清肺化痰止咳。桔梗与枇杷叶，一升一降，两药协调，调节肺气，复肺气之宣降，气顺则肺宣发肃降有常,咳自止也。应用地方药材,苗药平地木止咳化痰,蒲公英清热解毒,两者联合用药,止咳化痰疗效显著。苍耳子升散、通鼻窍以利咽,为佐药。甘草能泻火利咽止咳,调和诸药。现代药理研究发现,玄参有抗菌、抗炎作用,玄参保肝、抗疲劳。麦冬有改善微循环、抗过敏、抗疲劳、增强机体免疫功能等作用。蝉蜕有抗过敏、抗炎、镇咳、祛痰等作用。苍耳子有抗过敏、抗炎、抗菌、抗病毒作用。桔梗有抗炎、镇咳、祛痰、抗过敏等作用。枇杷叶有镇咳、祛痰的作用,还有消炎、止痒的作用。甘草的主要成分为黄酮类化合物等,有镇咳、解毒、抗菌、抗病毒、抗炎、抗过敏等作用。综上所述,本方具有抗炎、抗变态反应、抗过敏、止咳、化痰、增强机体免疫力等作用。

二、用药特色

1. 擅用"风药"

喉源性咳嗽多有咽痒必咳、不痒不咳的特征,闻到油烟、煤烟、刺激性气味,讲话时诱发咳嗽加重,甚至难以控制。古人云:"无风不作痒""风盛则挛急",故本病与风邪密切相关。《诸病源候论·咳嗽病诸候》记载:"一曰风咳,欲语因咳,言不得竟是也"。在治疗方面,无论外感、内伤咳嗽,无论新旧长短,定风去而止,气顺则咳消。"风药"这一名称最早由李东垣提出,风药气味辛香,质地轻薄,具有散、升、透、行、窜、通等特性。

喉源性咳嗽外因多为感受风邪、热邪不解,伏邪郁闭肺窍导致肺失宣降,咽喉失于濡养故咽喉不利,治疗宜疏风散邪清热、宣肺利咽。用气味轻薄之品如蝉蜕、薄荷、金银花、菊花等祛邪外出。薄荷味辛性凉,入肺、肝经,有疏风、散热、解毒之功。《本草纲目》记载:"薄荷,辛能发散,凉能清利,专于消风散热"。常用薄荷联合蝉蜕,取其疏风散邪之功效,常用量为6 g。

喉源性咳嗽大多反复发作、缠绵难愈。叶天士曾有记载:"初病在经,久病入络,络主血,经主气"。本病日久不愈,由经入络,气血凝滞,脉络阻塞,久病入络,故患者常表现为咽后壁滤泡增生、咽部黏膜色紫暗,有的患者咽侧索瘀肿不消。用一般祛风药很难到达病所。药不达病所,所以病情反复发作,病程长。多选用蝉蜕、僵蚕等虫类药物以搜风通络剔邪,取其药性辛散,辛入肺,肺朝百脉,故能药到络脉,直达病所,临床有奇效。

肺开窍于鼻,咽喉乃肺之门户。故鼻与咽喉是肺主呼吸功能的重要二窍。二

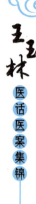

窍失利可导致肺气机宣降失常,故使鼻、咽喉二窍通利可加强肺气宣降的功能。酌情加用苍耳子,其归肺经,有升散通鼻窍之功效,或加辛夷花疏风利鼻窍。

风药发散味辛,易耗气伤津,故用量不能过重,用时不能过长,中病即止。

2. 重视调理脏腑气机

在治疗过程中强调升降结合,调理脏腑气机。在治疗喉源性咳嗽时选用桔梗开宣肺气,枇杷叶或车前子、杏仁其性降逆,一升一降,升降结合,调理肺的气机。

3. 经验用药

根据王老多年临床经验,苗药平地木能止咳化痰,蒲公英清热解毒,两者联合使用止咳化痰平喘疗效显著。临床还要根据证候加减:夜间咳嗽剧烈者,加当归以养血止咳。痰多加大贝、海浮石;咳嗽剧烈,小便自遗者,加五味子敛肺养肺;咽部红肿痛加八爪金龙、败酱草、射干、马勃;发热加葛根、芦根,甚者重用僵蚕、石膏、知母。王老还善用山豆根治疗咽喉炎,疗效卓著,但强调阴虚头昏者慎用,蝙蝠葛与山豆根外形极为相似,若误用蝙蝠葛则无效,并见流涎不止、四肢发麻等中毒症状。

三、强调服药方法

治疗喉源性咳嗽的汤药,尤其要重视服药方法。喉源性咳嗽病位在咽喉,故服药时宜少量频服,徐缓咽下,能起到加强局部治疗,增强临床疗效的作用。服药时稍加盐同服可增强清咽止咳疗效。

四、强调辨证调护

为避免诱发、加重病情,尤其应重视辨证调护。根据本病的病因,嘱咐患者忌辛辣、煎炒、生冷、油腻、海腥之品及烟酒。避免接触刺激性气味,避免滥用糖浆制剂。需要增强体质,少说话,多饮水,避免劳累,放松心情,劳逸结合,保证睡眠。

第九节 支气管哮喘的辨治体会

支气管哮喘，由多种细胞及细胞组分参与的气道慢性炎症性疾病，为临床常见病，属全球范围内最常见的慢性呼吸道疾病，其发病率、死亡率逐年增高。下面是王老对支气管哮喘中医诊治方面的体会。

支气管哮喘中医属于哮病范畴，本病为五脏六腑之间阴阳失于平衡调摄，体质虚实所偏，致运化津液失司，肺失散行于津，子病及母，以致脾无以运行津液，肾失蒸腾汽化，以凝集为痰，在哮病整个发病过程中，如痰聚肺内，那么便可发展成"宿痰"，成为本病病理因素。同时从气机升降理论考虑，气机升降与人体生命活动密切相关，气机升降功能失调则脏腑功能失司。肺主呼吸之气，吸清纳浊，肺气宣发肃降有序则呼吸调畅。如果宿痰内伏于肺，遇感引触，痰气搏结，壅塞气道，肺气宣降失常，引动停积之痰，而致痰鸣如吼，气息喘促。如果病因于热，素体阳盛，痰从热化，可咳黄色黏痰。风为百病之首，终岁常在，热邪兼风邪触发以致风盛挛急而发，风邪数变，故哮病往往表现为喘促突发。哮喘病发作时往往以邪实为主，痰热多见，强调风邪致病为出发点，王老总结多年临床经验，自拟热哮汤治疗，方剂如下：

平地木 30 g	桑白皮 12 g	黄芩 10 g	栀子 10 g
紫菀 15 g	百部 12 g	杏仁 12 g	桔梗 12 g
苏子 30 g	化红 10 g	法半夏 10 g	地龙 30 g

水煎服，每日 1 剂，日服 200 mL。

注意：治疗期间，忌辛辣、香燥、刺激性食物。本方治疗支气管哮喘急性发作期热哮证。以清肺化痰、止咳平喘为主，强调祛风、调节气机升降功能为治法。方中桑白皮清泻肺火兼泻肺中水气而平喘。黄芩、栀子以清泻痰热，热退无以炼津生痰，则咳嗽、气喘能平。黄芩分类中的枯芩具有此功效，用于治疗肺中有热，咳嗽咯黄色黏痰。《本草正》中亦指出黄芩具有平咳喘之效。苏子降气化痰平喘，肺气得以降，痰涎自消，则咳嗽、气喘能平。《本经逢原》中提道："性能下气……为除喘定嗽……"《药品化义》指出："苏子主降……专利郁痰……下气定喘。"法半夏燥湿化痰，长于治疗脏腑湿痰。《医学启源》："治寒痰及形寒饮冷，伤肺而咳……"从而表明本药为温化寒痰之药。强调杏仁、桔梗两药相合,宣发肺气,宣降相因,痰浊得化,利肺平喘之效更佳。杏仁味苦降泻,宣发之中兼有肃降肺气之效,《医学摘粹》:"降冲逆而开痹塞,泄壅阻而平喘嗽。"桔梗其药性辛散苦泻,开宣肺气。苗药平地木,性平,具有止咳化痰平喘之效。用对药,以平地木配合紫菀、百部疗效显著,以增止咳化痰平喘之功。紫菀药性苦泻,甘润而不燥,微温而不热,具有润肺降气,宣肺郁,化痰浊以止咳之效,《神农本草经》中亦表明紫菀用于咳喘气逆而上、胸中寒热之气郁结之证。《本草正义》:"紫菀,柔润有余,⋯⋯喘促哮吼⋯⋯浊涎胶固喉中如水鸡声者,尤为相宜。"百部药性甘润苦降,微温不燥,润肺止咳。方中加用地龙祛风、清肺平喘。可酌情加乌梢蛇,其具有走窜之性,可祛风邪,通经络,入肝祛风以止痉,最早记载于《药性论》,《本草纲目》:"功与白花蛇同而性善无毒。"地龙药性咸寒降泄,可清热定惊、熄风止痉,清肺平喘。

方剂中桑白皮具有一定的平喘作用;黄芩有抗炎作用;栀子能减轻气道炎症反应;紫菀有止咳祛痰平喘功效;百部有止咳、缓解支气管痉挛的作用;杏仁具有止咳平喘功效;桔梗可改善气道炎症,降低气道阻力,可减少痰液分泌;苏子有止咳、化痰及息喘等作用;法半夏有止咳祛痰作用;平地木具有增强气管分泌功效,加强气道纤毛排出痰液,具有止咳、祛痰作用;地龙可舒张支气管,具有抗过敏作用。

第十节 急性咽炎的治疗体会

急性咽炎临床非常常见,以下是王老对急性咽炎的中医辨证体会。

急性咽炎属于祖国医学"喉痹"的范畴,急性咽炎的证候分为风寒证、风热证及肺胃实热证。其中,风热证为临床常见病症,喉痹初起邪在肺卫多属表证,虽有风寒、风热之分,但热者八九,寒者一二,往往短时间内寒从热化。正如张锡纯《医学衷中参西录》云:"咽喉之证,有热有凉,有外感有内伤。⋯⋯咽喉之证,热者居多。然亦兼有寒者,不可不知。"《太平惠民和剂局方》记载:"治风热毒瓦斯上攻咽喉,咽痛喉痹,肿塞妨闷。"宋代陈言《三因极一病证方论·卷之十六·咽喉病证治》云:"玉钥匙,治风热喉痹,及缠喉风。"这是对风热喉痹的首次记载。宋代窦汉卿《疮疡经验全书》言:"风热喉闭内外俱肿者,谓其人久积热毒因而感风,风热相搏,其人面赤腮肿,身发寒热,喉中有块如拳,外色鲜红。"咽喉为肺之门户,外感风热毒邪侵袭人体,首先侵犯咽喉,使咽喉肿痛。祖国医学认为,风热证的病因常因气候骤变,起居不慎,肺卫失固,风邪夹热乘虚侵犯,从口鼻而入,内伤于肺,肺失宣降,风热上袭咽喉,咽喉肿痛发为喉痹。风热邪毒在肺卫,正邪交争,营卫不和,则出现恶寒、发热;肺失宣降,热邪灼伤津液,咽喉失于濡养,即见咳嗽、咽干、口渴欲饮、咽部黏膜红肿。舌边尖红,苔薄白或薄黄,脉数为风热证表现。由于本病在发病时患者有明显咽部疼痛的症状,吞咽时疼痛加重,有时伴有发热、畏寒、头痛等症状,但常常不被人们重视,如果得不到及时有效的治疗,将迅速加重病情,甚至并发其他疾病,严重影响人们的生活质量。

王老自拟经验方大清咽汤主要由金银花、连翘、炒黄芩、竹叶、蝉蜕、薄荷、八爪金龙等组成。伴有扁桃体肿大、痰多,可酌加大贝、牡蛎、海蛤粉、全虫、地龙、板蓝根、万年荞、竹茹、射干等。煎服方法:全方水煎,酌加盐,频服慢吞,日1剂。辨证施护:嘱咐患者饮食宜清淡,忌辛辣、刺激食物。

《本草正》记载:"金银花,善于化毒,故治痈疽、肿毒、疮癣、杨梅、风湿诸毒,诚为要药。"《神农本草经》记载:"不载治诸恶疮,而近代名医用之多效,其功犹胜于红内消也。"金银花被誉为"国宝一枝花""药铺小神仙"。现代药理研究显示:金银花具有广谱抗菌、抗炎、抗病毒、解热、抗氧化的作用,同时能促进白细胞的吞噬作用。连翘一味常用中药,在我国已有悠久的历史,《神农本草经》中将其列为下品,是一种清热解毒的要药,《本草纲目》将其置入阴草中。其性微寒,味苦,归肺、心、小肠经,具有清热解毒、消肿散结、疏散风热的功效。现代药理研究显示:连翘具有抗菌、抗病毒、抗炎、解热镇痛、抗内毒素作用,连翘水煎液对金黄色葡萄球菌等革兰阳性菌的抗菌作用强,对奇异变形杆菌等革兰阴性菌的抗菌作用弱,因此连翘主要用于上呼吸道感染。金银花、连翘相配伍属于七情配伍中的相须,金银花味甘性寒,清热解毒,偏于上半身之热,而连翘味苦性微寒,清热解毒,散结消肿,便于透达全身之热。两者常相须为用既增强清凉透泻、清热解毒的作用,又有芳香辟秽的功效。黄芩始载于《神农本草经》,别名山茶根、土金茶根,味苦,性寒,归肺、胆、脾、小肠、大肠经,具有清热燥湿、泻火解毒等功效。炒黄芩,取黄芩片于锅中,用文火炒至表面微焦为度,可减其寒性,以免苦寒伐胃。现代研究发现,其具有抗炎、抗微生物、清除自由基、抗氧化、解热、调节免疫等作用。

竹叶的药用可以追溯到西汉时期,如《五十二病方》就有记载,而竹叶一药最早记载于《神农本草经》,竹叶味辛、甘、淡,性寒,归心、肺、胃经,善清肺胃热而治疗咳逆上气,清心而除烦,其甘寒可化阴而生津。现代药理研究显示:竹叶有抑菌作用,

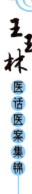

竹叶的提取物对大肠杆菌、枯草芽孢杆菌、白葡萄球菌、黑曲霉菌均有不同程度的抑制作用。竹茹别名竹皮、淡竹茹、竹二青、青竹茹，为禾本科竹亚科植物青秆竹、大头典竹或淡竹茎秆的干燥中间层。张仲景《金匮要略》载有"橘皮竹茹汤"和"竹皮大丸"，为竹茹入药的最早记载。《本草图经》云："董竹、淡竹、苦竹，《本经》并不载所出州土，今处处有之。竹之类甚多，而入药者惟此三种，人多不能尽别。"竹茹性微寒，味甘，有清热化痰，除烦止呕之功效，用于痰热咳嗽、胆火夹痰、烦热呕吐等。药理学研究表明：该药有抗菌作用，尤其对白色葡萄球菌、枯草杆菌、大肠杆菌及伤寒杆菌等均有较强的抑制作用，临床用竹茹 10 g 水煎服治疗肺热咳嗽、咳黄色痰及胃热呕吐等，姜汁制后可增强止呕作用。故临床伴有咳嗽、痰多者可加竹茹。

蝉蜕，别名蝉壳、蝉退等，首载于《名医别录》，蝉蜕，味甘性寒，归肺、肝二经，有疏散风热、利咽、透疹、明目退翳、解痉之功。现代研究发现，蝉蜕化学成分复杂，含有大量的甲壳质、蛋白质、氨基酸、有机酸类成分，还含有酚类、黄酮类、甾体类、糖类、油脂、乙醇胺及多种微量元素等，具有镇咳、祛痰、平喘、抑菌等作用，目前临床上主要应用于咳喘、咽炎、肾炎等。

薄荷最早记载于《唐本草》。《本草纲目》认为薄荷味辛性凉，无毒。薄荷是一种常用中药材，其味辛性凉，气香，入肺、肝经，有疏散风热，清热解表，祛风消肿，利咽止痛之功效。现代药理学表明薄荷化学成分具有抗菌、抗氧化、镇痛等活性。薄荷植物中含有的挥发性成分，对于白色念珠菌、金黄色葡萄球菌、大肠杆菌有着较好的抑菌活性，从薄荷中提取的精油对于螨虫、蚊子、根线虫等能趋避或者杀灭，人们常利用薄荷来治疗口腔炎、咽喉炎症等。

板蓝根最早记载于《本草纲目》，味苦性寒，归心、胃经。《本草便读》："板蓝根即靛青根，其功用性味与靛青叶同，能入肝胃血分，不过清热、解毒、辟疫、杀虫四者而已。但叶主散，根主降，此又同中之异耳。"中医认为板蓝根主要用于治疗"丹毒、喉痹等"。现代药理学研究发现，板蓝根具有抗炎、抗病毒、抗内毒素、解热和提高免疫力等作用，在临床上常被用于治疗各种感染，如咽炎、扁桃体炎等。现代研究已经证实，板蓝根提取物对大肠杆菌、金黄色葡萄球菌、溶血性链球菌和肺炎链球菌等多种病原菌有抗菌活性。

万年荞，为蓼科植物苦荞麦的根，味甘、苦，性平，可理气，止痛。万年荞属于荞麦中的一种，但万年荞的药性更苦，更寒，于是清热解毒之力更猛更强，临床上常用于治疗咽喉肿痛。

《神农本草经》最早记载了射干的适应证，谓其"味苦平。主咳逆上气，喉痹咽痛不得消息,散急气,腹中邪逆,食饮大热"。最早提出射干用于治疗喉痹咽痛。射干其味苦,性寒,有清热解毒、消痰、利咽之功效,常用于热毒痰火郁结,咽喉肿痛,痰涎壅盛,咳嗽气喘,临床常用其治疗咽喉肿痛、痰咳气喘等症,目前许多治疗咽喉疾病的方剂中含有射干。《本草纲目》中就提到射干临床用于治疗喉痹咽痛,并称其为"古方治喉痹咽痛为要药"。

八爪金龙,《贵州草药》有记载,称其味辛、微苦涩,性平,能清热,利咽化瘀,对咽炎有较好的疗效,被苗族奉为喉科良药,清热除湿,消肿止痛,为贵州常用治疗咽喉的中草药,具有明显抗病毒、抗菌作用,能显著抑制革兰阴性菌和革兰阳性菌的生长,对金黄色葡萄球菌、白色念珠菌等也有抑制作用。八爪金龙成分中含有岩白菜素,属于异香豆素类化合物,具有良好的镇咳、祛痰、抗炎、护肝、抗病毒和神经保护作用。

综观全方,金银花、连翘相配伍,能增强其清凉透泻、清热解毒的作用。炒黄芩、炒栀子等能清热燥湿,泻火解毒。竹叶清心而除烦,其甘寒可化阴而生津,竹茹清热化痰。蝉蜕、薄荷、板蓝根、万年荞、射干及八爪金龙均可利咽,其中蝉蜕还可疏散风热,薄荷疏散风热、清热解表、消肿止痛,板蓝根清热解毒、凉血,万年荞清热解毒、止痛,射干清热解毒、消痰,八爪金龙清热、化瘀、排湿、消肿、止痛。全方具有疏散风热、凉血解毒、利咽止痛、燥湿化痰的功效。按现代药理学研究,全方具有抗炎、抗病毒、抗菌、抗内毒素、抗氧化、解热镇痛、镇咳祛痰及提高机体免疫力的作用。有研究显示,盐具有消炎镇痛作用,全方水煎,酌加盐,频服慢吞,每日 1 剂,可以增强该经验方消炎镇痛的作用。

大清咽汤服药方法独特,结合辨证施护,提高临床疗效,可以明显改善急性咽炎外感风热证的症状、体征。

第十一节 治疗慢性阻塞性肺疾病的体会

慢性阻塞性肺疾病(COPD)是指一种以气流受限不完全可逆为特征的疾病,多与气道炎症反应有关,其主要因素是有害气体的刺激,且呈进行性发展。COPD 不仅病变在肺,还会累及人体其他器官和组织,引发全身不良效应,这称为肺外不良反应。据调研统计，COPD 在我国 40 岁以上的人群中发病率高达 80%，且其发病率及死亡率呈上升趋势。COPD 已对患者及其家庭和社会造成严重经济负担，且促成一个严峻的社会公共卫生问题。

肺肾气虚型 COPD 临床上多见，主要以咳嗽、咯痰、喘息、气短、呼吸困难、胸部膨满、胸闷为症状，本病是肺系疾病反复发作累及各脏腑病变的综合征，该病病因病机融杂，缠绵难愈，在中医学中属于"肺胀"范畴。古有《灵枢·胀论》曰："肺胀者，虚满而喘咳"。《金匮悬解·痰饮咳嗽》述"咳逆倚息，气短不得卧，其形如肿，谓之支饮"。即形象描述肺胀的特征。脏腑功能活动的主要动力是气、血、津液，其也是促使人体生命活动正常运行的物质基础。气、血、津液的化生、代谢决定脏腑功能的正常运转，同理，肺脏功能的正常与其基本物质的代谢平衡之间有着不可分割的关系，肺脏功能的失常与其基本物质代谢失衡是一致的。气血津液的正常化生与代谢的过程都是通过五脏气机升降出入形式来实现的。《素问·六微旨大论》曰："出入废则神机化灭，升降息则气立孤危。故非出入则无以生长壮老已；非升降则无以生长化收藏。故器者，生化之宇，器散则分之，生化息矣。故无不出入，无不升降。"《素问悬解·经脉别论十一》记载："饮入于胃，游溢精气，上输于脾，脾气散精，上归于肺，通调水道，下输膀胱……"皆指出人体气机升降运动形式。升降出入不断地运动，维持着人体的正常生命活动，这就是人体的生理功能。肺司呼吸，主司清气摄取；脾司运化，主司谷气生化；肾精则为元气之根，是生命活动的源泉。清气、谷气、元气三者相合，经三焦输注五脏，遂成五脏活动之原动力。若气机升降失调，气血津液失和，痰饮、瘀血内生，脏腑功能失衡皆可综合引发本病。肺脏位于膈上，与心同居胸中，其位最高，故有华盖之称；肺为娇脏，娇弱不耐寒热，故易被邪气侵犯。肺主气，司呼吸，主宣发肃降，主通调水道；肺朝百脉，主治节。肺主气指肺为气之门户，司呼吸指肺吸入清气，呼出浊气，两者共同阐述肺是机体内外气体交换的场所，故外邪侵袭，肺首受之，致使肺的宣发肃降功能失常，气机上逆故而咳嗽。肺为娇脏，娇弱不耐邪气侵扰，故内外之邪皆可扰肺，诱发肺病使其加重。该病反复发作，迁延难愈，久咳久喘，加之本病患者大多年老体弱，终归肺气虚损，不耐外邪侵扰，故易感冒。气机升降运动是人体正常生命活动的基础，人体生老病死均与气机升降息息相关。气机升降学说的基本理论源自《黄帝内经》，是中国医学的重要理论，它揭示了人体脏腑功能和生命活动的基本形式。然而肺脏是五脏中与气之关系最为密切的器官。《素问·五脏生成论》曰："诸气者，皆属于肺"。《素问·六节藏象论》道："肺者，气之本"。皆源于"肺主气，司呼吸"，肺是人体气来源的主体之一，气的生成和全身气机的调节主要依赖肺司呼吸功能。气总归于肺，脏腑经络之气,皆由肺气宣布所生,为气在脏腑,而成卫在经络也。肺系吸入的清气,由肺的宣发肃降的作用与水谷精微于胸中形成宗气,从肺系气道间隙进入血络,成卫气者行于脉外,为营气者行于脉内,故《灵枢·卫气》云:"其浮气之不循经者,为卫气;其精气之行于经者,为营气"。故邪气扰肺,影响肺主气功能,气机升降功能失调而致其他脏腑功能失和引发疾病。

"金水相生"主要阐述肺肾之母子关系。肺司呼吸,是清气摄入之门户;肾间生化之动气是五脏真气泉源,禀受于父母而与生俱来,称之为元气。肺能正常呼吸,有赖于脏真之气旺盛。脏真之气是以生发于肾气之源,其源泉主要包含脾之谷气与肺之清气。清气、谷气、元气是脏腑功能的动力,其运行于三焦,输布于五脏六腑。肾脏生化功能发达,精可化气资脏真之气之源,肺脏才可正常呼吸,故肺为气之主,肾为气之根。肾中精气充足,肺脏动力有继,呼吸有力,吸入之肺气经过肺脏的肃降下纳于肾,此所谓肺司呼吸,肾主纳气。只有依赖肾纳气功能协助才可使肺吸入之清气下归于肺所用。"肺为气之主,肾为气之根,肺主出气,肾主纳气,阴阳相交,呼吸乃和。"只有肾纳气功能协助才可使呼吸保持一定深度。《医碥·气》中论及"气根于肾,亦归于肾,故曰肾纳气,其息深深"。若肺气久虚,影响气机升降,则可伤及根本而致肾失摄纳;肺主气司呼吸的功能主要受肾精亏虚,精不化气,或无法摄纳的影响。肾气亏虚,精气不足,则摄纳无权,气浮于上,无力下行,抑或肾不纳气均可出现气喘而动则尤甚。该病高发群体是中老年人,其脏腑辨证为肾虚者可及80%,再则"五脏之伤,穷必及肾"。久病及肾,肾虚更甚。肺胀病人后期则气急,呼多吸少,腰膝酸软,耳鸣皆为"肺气虚""肾气虚"的临床反应。

在水液代谢方面,肺主通调水道而布散津液,脾主运化水湿。因肺气虚,由生克乘侮关系,故知肺病及脾乃"子盗母气"。若脾气虚弱,健运失常,水液代谢紊乱,水湿内停成痰饮,上泽于肺,此所谓"脾为生痰之源,肺为贮痰之器";肺为水源,肾为水脏。肾为水之脏,由脾胃摄入之水,上输于肺,随肺气下归于肾,故肺为水之上源。《素问·经脉别论》称肺"通调水道",皆靠肺气之宣发肃降,才可完成"下输膀胱"及"水精四布,五经并行"之生理活动。其"上焦如雾,若雾露之溉"皆指津液的正常代谢与排泄主要依靠气机调节,此皆是肺主气功能体现。肺主通调水道,故肺气虚可致津液运行输布失常,聚成痰饮。《素问病机气宜保命集》曰:"肺气伤而不清也;……脾湿动而为痰也"。《四圣心源·痰饮根原》曰:"盖肺主藏气,肺气清降则化水;肾主藏水,肾水温升则化气。阳衰土湿,则肺气壅滞,不能化水,肾水凝瘀,不能化气。气不化水,则郁蒸于上而为痰;水不化气,则停积于下而为饮。大凡阳虚土败,金水埋菀,无不有宿痰留饮之疾"。以上皆表明肺脾肾功能失和,为痰饮

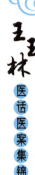

产生的病理基础,进一步使 COPD 向本虚标实转化。《四圣心源·痰饮根原》曰:"痰饮者,肺肾之病也,而根原于土湿。肺肾为痰饮之标,脾胃为痰饮之本"。

总之,该病迁延难愈,主要由肺系疾病反复发作累及各脏腑,虽其病变部位在肺,却不仅仅在肺,可影响到脾、肾、心;本虚标实交互影响是其病理性质,本虚以气虚、气阴两虚,导致阳虚;标实以痰、饮、瘀为主。在本虚的基础上,加之痰浊与瘀血交阻,再感外邪,气还于肺间,肺气胀满,气机升降失常,为肺胀发病的主要病机特点。稳定期慢性阻塞性肺疾病以肺肾气虚型为多见,本证型以本虚为主,肺肾气虚,兼有标实,夹痰夹瘀。

用于治疗肺肾气虚型稳定期慢性阻塞性肺疾病的经验方,治疗原则上强调整体统一,病证结合,抓住疾病本质辨证施治,攻补兼施,标本兼治,治以补肺益肾、调畅脏腑气机升降为主,兼以化痰活血通络,收敛纳气平喘。用药上擅长运用苗药及药物组合治疗。

经验方主要由人参、黄芪、胡桃、淫羊藿、五味子、紫菀、地龙、平地木、兔耳风等组成,随证加减:口唇青紫明显加丹参;夜尿频数、腰膝酸软明显加补骨脂;痰多气喘明显可加苏子;气喘上逆明显可加沉香;痰黄黏稠加蒲公英、万年荞;痰少黏稠口干时加果上叶或土人参;痰多、乏力、纳差加白术、茯苓等。

方中人参为大补元气之要药,因其甘温而不燥,苦而坚阴,生津止渴,为扶阳益阴之佳品,守而不走;黄芪为补气升阳之要药,性温味甘,入肺脾经,又为实卫固表之佳品,走表入里,走而不守,称之为"补气诸药之最"。《本草备要·草部》云:"黄芪大补阳虚自汗,若表虚有邪,发汗不出者,服此又能自汗"。黄芪补肺健脾,补气实卫,敛汗固表,特别针对素来阳虚,常常自汗,表虚而腠理不固患者,这是里虚而正气内乏的原因,此时可加黄芪益气以助敛汗。人参、黄芪合用,一守一走,可兼顾阴阳,通里通外,通补无泻,大补元气,补气固表,补肺健脾,益气升阳。胡桃肉甘温,补肾助阳,收敛肺气以平喘的效果,润肺以通便,收敛肺气助肾纳气,可达止咳平喘的效果。《本草求真》记载:"胡桃……助相火,利三焦,温肺润肠,补气养血,敛气定喘,涩精固肾。"气充足则不致肺虚寒,血充足则不致肾枯燥,常服之利颇多,不仅可上治喘嗽,还可下使腰脚健壮。

淫羊藿,最早出自《神农本草经》。《珍珠囊补遗药性赋》曰:"淫羊藿即仙灵脾,补肾虚,与阳绝不起。"《本草纲目》曰:"淫羊藿味甘气香,性温不寒,能益精气。……真阳不足者宜之"。在此方中应用淫羊藿,还可助黄芪补益宗气。沉香,沉降,温肾纳气平喘,性温而不燥,行而不逆,达肾而引火归元。黄芪与沉香,一升一降,两药协调,调畅气机升降,气顺则肺功能有常,充分体现了注重调畅脏腑气机升降的思想。紫菀,味甘苦而性温,主润肺下气,化痰止咳为功,主要以润肺祛痰为主;紫菀常常采用蜜炙,可使其润肺止咳之功得到增强。可配合桑白皮,辛散苦降,可直接入肺气分,使肺中邪热得以除去,达到泄肺平喘之效;肺五色属白,故桑白皮可泻肺之余气。二药相伍,一润一降,润降相合,共达化痰止咳平喘、利气宽膈之功。地龙最早出自《神农本草经》,本品既能清肺平喘,通络止痛,其味咸性寒,以下行、通络为主,具有活血通络平喘之效。地龙走血分入经络,通肺络,开肺系气道间隙助宗气进入血络,上走息道司呼吸,贯心脉助心气行血,下资元气补肾纳气。丹参味苦色赤,性平降,可直接入血分以达活血化瘀,祛瘀生新之效。《本草汇言》谓:"丹参,善治血分,去滞生新,调经顺脉之药也。"《本草正义》:"丹参,专入血分,其功在于活血行血,内之达脏腑而化瘀滞……"地龙与丹参合用,入血分,通肺络,散瘀走五脏六腑,共达开郁肺络之功。苗药平地木,属紫金牛科常绿亚灌木,其味苦、辛,性平,归肝肺两经,主要有止咳平喘、清利湿热、活血化瘀功效,临床常用于各种咳喘,止咳平喘颇显良效,因其性平,故各种咳嗽皆可用之,无论寒热,在治疗咳喘病时均可用药。肺脏喜润恶燥,方中苗药土人参、岩豇豆、果上叶均能补虚润肺止咳,苗药岩豇豆又名石豇豆、石杨梅,苦苣苔科吊石苣苔属植物石吊兰,味苦涩,性温。功效补虚,润肺止咳。在《苗族常用植物药》中记载土人参又名窝阿笨,为马齿苋科植物土人参,味甜,性热,功效补虚,润肺止咳。果上叶又名一挂鱼、一串鱼,兰科石豆兰属植物麦斛,性寒味甘,功效润肺止咳。苗药兔耳风,属贵州苗药,临床入药常常是全草,常常以补肺虚止咳为主,兼以清热解毒利湿。在临床用于治疗虚咳、痨咳、哮喘、肺痈、肺胀等肺系疾病,皆取得良好效果,故兔耳风以补肺为主,达复肺肃降之功。蒲公英,味苦、甘,性寒,在临床中选其治疗肺胀,作用显著,其方义分析如下:其一,旨在取清热解毒以清解肺部郁热;其二,肺胀主要是为痰瘀互结阻滞气机为病机,久病气郁以致郁火内生,则肝火犯肺,咳嗽加重,蒲公英归肝经,除可清肝泻火之外,并能"达肝郁""散滞气",气机调和则喘咳止;其三,蒲公英味甘性寒,归胃经,其气主降,可斡旋中焦气机,故在治疗肺胀之肺肾气虚的基础上调节中焦气机,可取良效。五味子性温却不燥,可益气生津,补肾养心,助肺敛气归肾,达收敛肺气、止咳平喘之功,临床常用于久咳久喘之证。临床用药经验,平地木配伍蒲公英,显止咳化痰疗效。《药鉴》中写道:"白术气温,味甘苦而甘温,味浓气薄,无毒,可升可降,阳中阴也。……强脾胃……"白术味甘性温,可补脾燥湿及益气生血,兼以和中消滞,固表止汗。茯苓味甘、淡,可渗湿利水,健脾以补益中气,兼以宁心安神。白术以健脾燥湿为主,茯苓以利湿为要。二药相伍,健渗相合,水湿有路可出,故健脾、除湿、消肿、化饮也,杜绝生痰之源。补骨脂最早出自《珍珠囊补遗药性赋》,《珍珠囊补遗药性赋》曰:"补骨脂名破故纸,扶肾冷,绝梦泄精残。"补骨脂辛温可补肾扶阳,纳气归宅。故《本草备要》云:"壮元阳,缩小便,膝冷痛,肾虚泄泻"。

现代药理研究显示,黄芪具有抗氧化、保护内皮、调节机体免疫力作用,主要是通过扩张肺部血管,提高红细胞载氧能力,减缓组织缺氧情况,改善 COPD 患者肺功能及临床症状。黄芪可减少白细胞介素 -8(IL-8)、前列腺素 E2 抗体(PGE2)等炎症介质的产生及抑制氧自由基形成,主要是通过减缓血管通透性和抑制白细胞渗出,同时兼有一些抗炎作用,对 COPD 气道炎症的产生有一定的防治作用,黄芪多糖可减少 COPD 模型大鼠基质金属蛋白酶 9 抗体(MMP-9),改善气道无效重构及肺纤维化程度,改善肺部损伤程度。

补骨脂对机体非特异性免疫力有提高作用,对细胞有抗衰老作用,且对多种细菌有抑制作用,补骨脂醇提取物和补骨脂总香豆素具有平喘功效,补骨脂制剂有平喘作用。胡桃有较好的抗菌、抑菌作用。

淫羊藿中的淫羊藿苷抑制破骨细胞分化和抑制破骨细胞的骨吸收功能,抑制细胞凋亡。淫羊藿具有改善骨吸收功能。

五味子的五味子乙素、五味子醇甲具有清除自由基和抑制脂质过氧化作用,五味子多糖可提高细胞免疫及器官免疫功能。

紫菀的花部提取物可清除 1,1-二苯基-2-三硝基苯肼(DPHH)自由基,有明显的抗氧化作用。

苏子的苏子醇提取物可提供大量的酚羟基还原自由基,起到抗自由基作用,从而使苏子具有较强的抗氧化作用。

沉香提取液中含有较强的抑菌物质,特别是针对细菌,沉香叶黄酮提取物具有较强的清除 DPHH 自由基和 2,2-联氮-二(3-乙基-苯并噻唑-6-磺酸)二铵盐(ABTS)自由基能力,具有抗氧化活性。

白术多糖具有清除 DPHH 自由基和超氧阴离子自由基的抗氧化活性,可增强机体抗氧化作用,同时白术多种成分对急性炎症反应有显著抑制作用,白术具有显著镇咳祛痰之效。

地龙有松弛气管平滑肌,改善气道重塑,调节免疫力的作用。

丹参是比较好的弹性酶抑制剂,对大鼠具有较好的保护弹力纤维,可预防其肺气肿的形成,抑制气道局部炎症,对 COPD 模型大鼠具有防治作用。

茯苓可清除羟自由基达到抗氧化的作用,可以刺激大鼠免疫系统中的免疫细胞调节全身免疫系统。

蒲公英有抗菌、抗炎、抗自由基、促进免疫作用。

万年荞具有抗氧化、抗菌作用。万年荞提取物可下调 MMP－9 及基质金属蛋白酶抑制剂－1(TIMP－1)的表达。

土人参中超氧化物歧化酶(SOD)活性高,有提高免疫力、抗氧化、抗衰老的作用,其黄酮化合物对羟自由基和超氧离子自由基都有清除作用。

岩豇豆有明显的镇咳、抗炎作用。

兔耳风具有抑菌、抗炎的作用。

果上叶有抗氧化作用。

平地木的作用是抑制动物气道重塑,减缓气道慢性炎症,改善气道通气功能。

治疗肺肾气虚型 COPD 的核心处方药物有补骨脂、人参、五味子、黄芪、麦冬、淫羊藿、地龙、平地木、兔耳风、陈皮、苏子、炙紫菀、蛤蚧。方中黄芪补中益气、补肺健脾,又可益卫固表生津;人参为大补元气之品,为补益肺气之要药,两者相须为用,增强其补益肺气之功。淫羊藿补肾助阳,纳气平喘;补骨脂补肾壮阳、纳气平喘,两者相须为用,可加强补助肾阳之功,又可纳气平喘,防止补肺太过,以致气逆,四药两两相须,又互相制约,共为君药。苏子降气化痰,陈皮理气燥湿,两者相须为用,加强理气之效,防止补益之品滋腻。五味子收敛固涩、益气生津;麦冬养阴润肺、益胃生津,四味药共为臣药。平地木止咳平喘、活血化瘀;兔耳风养阴清肺、祛瘀止血;炙紫菀润肺止咳化痰;蛤蚧补肺益肾、纳气定喘,四味药共为佐药。地龙息风通络,载药行走周身,直达病所,为使药。综观全方,升中有降,补中有通,标本兼治。方中使用大量补益肺肾之品,考虑肺胀以肺脾肾虚为本,故须治病求本,用药直达病所,除此之外,还应用大量活血化瘀、止咳化痰之品,亦为治疗标实之症,表明标本兼治的学术思想。方中药物大多有升清降浊,调畅气机之功,又体现了调畅气机,精神乃平的学术经验。方中药物多为平和之品抑或寒热并用,表明了王老的以和为贵的理论。方中选用平地木、兔耳风等苗药,体现了临床可善用苗药的治法。综上所述,治疗肺肾气虚型 COPD 将王老的学术思想蕴含其中,用药精妙,疗效显著,值得临床进一步推广应用。

第十二节 治疗尿毒症周围神经病变的经验

尿毒症周围神经病变,是尿毒症及长期维持透析患者的常见并发症,多为对称性的四肢远端感觉与运动神经受损,是一种以四肢远端,尤其下肢的疼痛麻木无力及以感觉减退为主要表现的多发性周围神经病变,包括外周神经病变和自主神经病变。外周神经病变特别是伴糖尿病和(或)血管疾病的患者常存在神经病变,以远端、对称、涉及感觉和感觉神经病变为特点,见于70%的透析患者,其中30%呈中等或严重程度的手掌、足底的感觉异常,远端肢体的烧灼感以及不安腿综合征,这是主要临床表现。此外,常常存在肌肉的无力和萎缩,随着神经病变的进展,神经纤维受到严重损害可以出现感觉和运动传导速度的减慢,甚至由于运动功能的丢失造成瘫痪。自主神经病变患者常常出现一些自主神经系统的异常,包括出汗的异常、压力感受器功能受损、深吸气后屏气(Valsalva法)试验异常、直立性低血压以及心动过缓性低血压。

尿毒症周围神经病变属现代医学病名,其根据病因病理而命名,祖国医学文献中没有这一病名,但古代医家根据本病的发病特点及临床表现,将其纳入"脉痹""血痹"范畴。"脉痹"是因正气不足、六淫杂至、侵袭血脉,而致以血液凝滞、脉道痹阻、皮肤不仁、皮色黯黑或苍白、脉搏微弱或无脉为主要特征的一组疾病。"脉痹"一名,始见于《黄帝内经》,此后《金匮要略》等医籍中有"血痹"的记载,血气痹阻与经脉痹阻相关,故血痹与脉痹类同。

一、中西医病因病机认识

西医学认为尿毒症周围神经病变的发病机制可能与某些大、中、小分子物质神经毒素在体内蓄积,水、电解质,酸碱平衡失调等有关,致使发生脑内血循环障碍、脑及周围神经代谢紊乱、生物膜上 Na^+ – K^+ – ATP 酶和 Ca^{2+} 泵异常,从而引起尿毒症周围神经病变,且常不能完全被肾脏替代疗法所纠正。中医方面,本病病情迁延日久,属虚实夹杂之证。患者早期多因外感邪气,内伤情志,饮食劳倦,酒色无度等致气滞血瘀,痰饮浊毒为主,后期则以气血亏虚,肾脾肝虚为主。脏腑病位涉及肾脾肝。病机是肾脾亏虚,气血不足,气机升降失常,气滞血瘀,痰饮浊毒,痹阻经脉,络气不和,形成脉痹。经脉痹阻,络气不和形成脉痹是本病病机关键。

二、治疗方法

当前,西医在治疗尿毒症周围神经病变方面还没有确切有效的疗法,除营养神经、补充维生素、改善营养、纠正贫血等措施外,血液灌流、血液过滤、血液透析对尿毒症周围神经病变可能有一定效果,中医在治疗本病中具有一定的优势。治疗本病当以补血通络为根本原则,处方以自拟五藤汤加减,药选鸡血藤、金银花藤、络石藤、钩藤、鸡矢藤。鸡血藤味苦、微甘,性温,归肝、肾经,色赤入血,质润行散,具有活血疏经、养血调经的功效,鸡血藤在《本草纲目拾遗》中记载其有"活血,暖腰膝,已风瘫"的功效。《饮片新参》记载鸡血藤有"去瘀血,生新血,流利经脉。治暑痧,风血痹证"的功效。

研究表明,鸡血藤主要含有多种异黄酮、二氢黄酮、查耳酮、拟雌内酯类、三萜类和甾醇等成分,现代药理研究报道其具有促进造血祖细胞增殖、抗肿瘤、镇静、催眠等作用。金银花藤又名忍冬藤,味甘性寒,归肺、胃经,具有清热解毒、疏风通络的功效,《本草纲目》中说忍冬藤能治"一切风湿气及诸肿毒,痈疽疥癣,杨梅恶疮,散热解毒"。《本草纲目》曰:"昔人称其治风、除胀、解痢为要药,而后世不复知用;后世称其消肿、散毒、治疮为要药,……"现代医学研究证明,忍冬藤对于链球菌、葡萄球菌、伤寒杆菌、痢疾杆菌等都有较强的抗菌作用,对治疗流行性感冒和炎症均有一定疗效。络石藤味辛、苦,性平,归心、肝、脾经,能散瘀走五脏六腑,《要药分剂》记载:"络石之功,专于舒筋活络。凡病人筋脉拘挛,不易屈伸者,服之无不获效,不可忽之也。"络石藤中化学成分主要为木脂素及黄酮类、三萜类、甾体类化合物等,有抗氧化、抗炎、抗疲劳等药理活性,还可以与其他中药配伍治疗多种疾病。钩藤味甘性凉,入肝、心经,《本草征要》记载:"舒筋除眩,下气宽中。"《本草述》:"治中风瘫痪,口眼歪斜,及一切手足走注疼痛,肢节挛急。又治远年痛风瘫痪,筋脉拘急作痛不已者。"钩藤对心血管系统、中枢神经系统和血液系统等均具有比较广泛的药理活性,其对中枢神经系统的药理作用主要表现为镇静、抗癫痫、抗惊厥和对神经元的保护等,其中对神经元的保护作用与多种神经递质相关,具有多种作

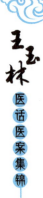

用机制。鸡矢藤味甘、酸,性平,归心、肝、脾、肾经,具有祛风利湿、止痛解毒、消食化积和活血消肿之功能,临床用于风湿筋骨痛,跌打损伤等外伤性疼痛,肝胆及胃肠绞痛,消化不良、小儿疳积、支气管炎和放射线引起的白细胞减少症,鸡矢藤含有大量的环烯醚萜苷类成分,且具有多种药理活性。现代药理研究表明鸡矢藤抗炎、镇痛、抗癌及降尿酸效果显著。

金银花藤、络石藤、钩藤、鸡矢藤四药共奏活血通络之功,鸡血藤在活血通络的基础上又有补血之效,五药相合共达补血通络,祛瘀生新,清热解毒,疏风利湿,解筋脉挛急,除风瘫麻木和手脚不仁等功效。

第十三节　治疗肾性蛋白尿经验总结

蛋白尿是肾脏疾病常见的症状之一,也是最早出现的临床表现之一,多因炎症、免疫、代谢等因素损伤肾小球滤过膜的滤过作用和肾小管的重吸收作用,导致尿蛋白从肾小球滤出,形成了蛋白尿,一般短时间内不易消失,且容易反复出现,有的患者在其他临床症状消失以后,仍可能持续存在尿蛋白,甚至在早期发病时,仅以蛋白尿为临床表现。大量数据证明,蛋白尿具有肾毒性,是肾功能减退的独立危险因素,严重地影响肾脏疾病的愈后。以往西医治疗,多以消除肾损害原因,改善肾脏微循环等方法治疗,但疗效不理想。中医在降低蛋白尿方面有较好的临床疗效。

一、病因病机

在中医古籍中没有关于蛋白尿的记载,而是根据蛋白尿的临床伴随症状,如水肿、腰膝酸软、神疲乏力等慢性肾脏功能损害的表现,将之划分为水肿、腰痛、尿浊等范畴。蛋白是构成人体生命活动的基本物质,也是维持人体生命活动的基本物质。中医基础理论认为蛋白乃人体精微物质,禀先天而养后天,由脾之生化,由肺之输布,由肾之封藏,若肾失封藏,则精微外泄,肾精虚损,致阴阳失调,形成蛋白尿,故可以认为,蛋白尿的产生与肾脏亏虚有着密不可分的关系。外因是诱因,即邪实为标,包括外感六淫、七情所伤、劳倦体伤、湿热壅滞、瘀血内阻等,其中与湿热、瘀血之邪关系尤为密切。

湿热之邪,贯穿始终,迁延反复。蛋白尿的发生以风、热、湿、瘀、毒等外邪相搏于里为标实,以脾肾亏虚为本虚,故此,虚实夹杂、本虚标实为本病的主要病机特点,但病机仍以邪实为主,即使本虚也是由实致虚。在众多邪实因素中,尤以湿热最为多见,分为外湿和内湿两类,外来湿邪主要由于久居湿地或涉水淋雨,导致湿邪从体表侵袭人体皮毛肌肉,肺脾受侵,运化通调水道之功受到影响,水液积聚成湿,水湿停滞黏腻,易郁而化热;内湿主要为饮食失调、劳逸失常、七情内伤导致脏腑功能失调,湿浊内生,郁而化热,湿热搏结,日久成毒,损害肾脏。同时,在治疗蛋白尿过程中往往需要运用类固醇类药物,其所造成的药源性损害亦是造成肾脏病湿热证形成的一大因素。因此,湿热病机贯穿本病病机始终。肺主通调水道,因外感风邪侵犯肺卫,水道不通,水湿之邪停滞于内,日久化热;或因疮痈热毒陷于内,脾之运化受阻,疮毒与水湿之邪相互胶结;或因久病不愈、劳思过度、房欲太过,导致脾肾内伤,脾失运化,肾失封藏,水湿之邪自内而生,日久化热,湿热灼伤血络,血溢脉外,离经之血闭阻气机,肾络瘀阻;肾主水而司开阖,为封藏之本,开阖无度,肾元亏虚,外邪循经内侵于肾,气血运行失常,三焦通行水道障碍,水湿浊毒壅滞于内,精微物质外泄,形成尿浊。同时,脾主运化水谷精微,向上输布精微物质至全身,若脾病则运化失司,精微物质不能输布全身,终至脾肾两脏亏虚,致精微物质下泄,发生尿浊。

二、临证思路

肾小球毛细血管压力增高,基底膜通透性增大,肾小管重吸收白蛋白功能减弱是形成蛋白尿的主要原因。用中医中药理论指导临床降低蛋白尿水平。蛋白是人体的精微物质,有赖于脾之生化、统血及肾之封藏、固摄,而蛋白尿则多是由于脾肾虚弱导致精微物质外溢的一种病理表现,传统疗法以补肾固精、健脾利湿为治疗原则,但固本固然重要,湿热之毒未去,致病之根本未除,仍无法从根本上治愈疾病。故王老依据多年临床经验认为,湿热证并非固定不变,而是变化多端的,可由此变化致夹瘀、生风、伤阴等多种变证,且缠绵难愈,日久可导致气机运行不畅,血脉不畅,瘀血内生,还可火热化风,湿动生风,导致内风易动,病根难除,湿热胶着日久易伤肾阴,导致风痰湿浊瘀血等有形邪实留置体内,难以消除,损伤肾脏,加重病情。因此,王老提出清除湿热,蛋白自消的理论。

在中医辨证结合中药现代药理遣方用药基础上,以苗药地锦草为主要清热解毒、利湿、止血药物;以黄芪、熟地、山茱萸补肾、健脾、益气;以党参、茯苓、白术、泽泻健脾、利水。苗药地锦草,味辛微苦涩,无毒,具有清热解毒、利湿退黄、活血止血的功效,可通流血脉,调气和血,从根本上去除湿毒之邪,地锦草总黄酮具有抗氧自由基和羟自由基的氧化作用、免疫调节作用及抗疲劳作用。黄芪,味甘,性微温,补脾益气固表、利水消肿,具有免疫调节、益气活血、降低尿蛋白水平的作用。熟地,味甘,性微温,能够滋阴养血、益精填髓,具有抗炎、抗氧化的药理作用,抑制肾脏纤维化,改善肾脏病理。山茱萸,补肝肾,敛阴止汗,其味甘酸,补中有敛,敛中有补,既可补肝肾,又可固涩精微物质。党参,味甘性平,健脾补中益气。白术,味苦、甘,性温,补益脾胃,燥湿和中。茯苓,味甘、淡,性平,健脾,利水渗湿。泽泻利水,渗湿,泄热,上四味药均具有增强机体免疫功能,改善通透性,延缓肾功能减退的作用。

下篇　医案举隅

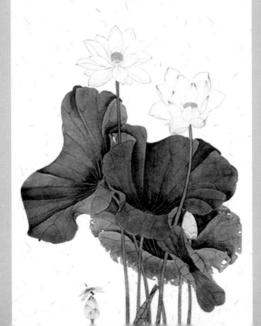

第一章 内科医案

一、儿童气虚便秘

初诊:武×,女,9 岁。1995 年 8 月 14 日就诊。患儿出生后即见便秘,襁褓中需服蜂蜜水等润肠药剂始能大便,年龄稍大后服用润肠药剂无效,更以攻下剂通下,县、州医院多次诊疗无效,至今已 9 年。现患儿形体消瘦,面色少华,神疲少动,问其病史,9 年来,大便常 10 天左右 1 次,还必须用番泻叶水攻下始能大便,便质干,先有腹胀之苦,大便虽通而欲食仍少,时时感觉胃脘不适,其父令其多食水果,虽不欲食亦无可奈何,食则仍无便意,即至六七日,只得服番泻叶水。问其小便,量亦少,色且深,白昼汗液自出,夜卧盗汗蒸蒸,患儿学习优良,但常常无故叹息。久之便质虽润,肛门脱出,某医以补中益气丸口服,肛门未见脱出,1 周后大便仍然如故,查其脉沉细滑,舌质淡,苔薄,中根微黄。

诊断:便秘(气虚肝郁,气滞便秘)。

治则:补气养血,疏肝理气。

方药:黄芪汤加味。

方剂:

炙黄芪 20 g	当归 20 g	陈皮 6 g	升麻 6 g
枳壳 9 g	乌药 6 g	沉香 9 g	槟榔片 6 g
莱菔子 9 g	甘草 6 g		

2 剂,水煎服。

二诊:服药 2 剂后,患儿大便畅通,每日 1 次,小便亦清畅,盗汗自汗悉止,诸证皆除。月后电话随访,大便已不再秘结。半年后随访患儿已无便秘,饮食倍增,身体健康。

评按:患儿何以病延至 9 年,非父母之过,乃患便秘之证属虚中夹实,错综复杂,治之不当。药之有效,乃宗黄芪汤补气润肠通便,更佐五磨汤理气疏郁,方中黄芪、升麻升其气,补其虚,佐沉香、枳壳降气行滞,更助当归补血润肠通便,又佐莱菔子去痰浊,运肠通便。本方具有补、润、升、降、通、调之功效,故药到气机畅快,9 年多便秘 1 次治愈。

二、癫狂(精神分裂症)

初诊:孙×,女,59 岁。2010 年 11 月 2 日就诊。患精神分裂症 7 年余。经西医治疗无效,遂来求治。就诊时症见行为紊乱,或哭或笑,骂詈不避亲属,昼夜叫唱山歌不歇,喧扰四邻不安,或独坐不语,状若木鸡,不眠,不食,不屙不溺,问之不知所言。问其亲属知其病史,曾有弃衣而走,逾墙上屋,下塘洗濯之证。见其躁动,卧起不安,家住 3 楼,恐生节外,曾给予氯丙嗪肌内注射,患者拒绝注射,扑打挣扎,4 名壮汉制住始得注射,酣睡 3 日,方得醒悟。知有燥屎,问其根源,7 日未行大便,即给予灌肠,水出而燥屎不下,以手挖之得燥屎十数枚,腹痛消失,夜卧突听到墙壁巨响,似有坍塌之势,乃患者手足乱蹬,呼之不答,哭泣抽搐,四肢痉挛,即注射氯丙嗪,症状缓解,但心烦易怒,骂詈不绝,或见喃喃不语。观其症测其脉,知为肝郁化火,火生风,风火相煽,痰火郁结,随风火上逆,迷塞清窍。

诊断:癫狂(痰迷清窍,风火相煽)。

治则:镇心涤痰,清肝泻火。

方药:生铁落饮加减。

方剂:

生铁落 30 g	香附 10 g	木香 6 g	石菖蒲 10 g
胆南星 6 g	法半夏 15 g	贝母 10 g	茯苓 10 g
远志 8 g	黄芩 10 g	黄连 10 g	生大黄 3 g
龙骨 10 g	牡蛎 10 g	焦山楂 10 g	木瓜 10 g
五味子 10 g	柏子仁 10 g	丹参 10 g	朱砂 3 g 另包,吞服
百合 30 g	生地 5 g		

12 剂,水煎服,1 日 3 次。

二诊:患者用方化裁服 12 剂后,诸证缓解,守方。

三诊:1 月后,神志渐清,谈吐问答,流利清畅,问其 1 月以来所作所为,全然不知,一片空白,知其痰火迷塞心窍所致。知其心烦,或牙痛失眠,均可再次复发,遂投栀柏地黄丸或丹栀逍遥散加百合、知母、生地、生大黄等药,而告愈。若见哈欠频频、泪流,状若哭泣,此为先兆,服用上方即可控制发作,休息3日,便可无恙。现已操持家务,洗衣煮饭均无差错,饮食睡眠均可,体质亦佳,面色红润,精神焕发,多次独自来贵阳,生活起居一如常人。

评按:癫狂一证,实属难治,但得中西医结合,西药治标,中药治本,可迅速控制症状发作。发作期投予生铁落、朱砂等镇静安神,佐以半夏、胆南星、菖蒲、远志以涤痰开窍,辅以茯苓、黄连、胆草,清肝泻火,生大黄泻火通腑,焦山楂、五味子、柏子仁、百合、生地等滋阴清热。坚持调护,痰去火降,阴津得扶,狂越之势,可得减轻,此时从狂转厥,又当从肝肾寻治,或疏肝解郁,或滋养肾水以涵其木,均佐以龙骨、牡蛎、百合、焦山楂等品,标本兼顾,肾水充而脑水得以滋养,木得水养,肝火自平,兼予情志调摄,肝得调达之性,故本例多年顽疾,始得治愈。患者患病至今已近20年,年龄已近70岁,至今健在,诚属不易。

三、泄泻(兰氏贾弟鞭毛虫感染)

初诊:王×,男,3岁。因间歇性反复腹痛、腹泻、伴上腹不适3年,于2014年8月7日就诊于贵阳中医学院第二附属医院门诊。其母代诉患儿于3年前无明显诱因出现稀黄色大便,每天3～4次,大便热臭与常人不同,为不消化食物残渣,无发热盗汗,无里急后重等症。纳差,为此曾多次于县、市医院就诊,查大便常规显示黄色稀便,白细胞0～1个/HP,脂肪球0～3个/HP。血常规正常。诊断为消化不良。给予诺氟沙星、小檗碱等治疗后效果不明显,症状反复出现,此后大便次数渐有增加,每日5～6次,色、质同上。食欲及体重无明显增加,患儿与同龄人比较,体重及身高偏低,差距甚大,至今步态不稳,甚而平路也易摔跤。曾有右手桡骨骨折,虽经医院及时治疗,但愈合迟缓,伴见形体消瘦、面色青黄,平素汗多,夜卧浑身肌肤灼烫,不欲盖被,不恶寒,亦无盗汗,鸡鸣时分热退身凉,故极易感冒,感冒时常表现高热、烦渴、喜冷饮等时行感冒之证。查体显示舌质红,少苔,指纹色紫红,精神萎靡不振,心肺(－),肝脾未扪及,腹平软,脐周压痛。实验室检查血常规为 N 78%、L 22%。大便常规显示黄色稀便,白细胞0～1个/HP,红细胞0～2个/HP,脂肪球0～4个/HP,未见阿米巴滋养体。

诊断:湿热泄泻。

治则:清热解毒止泻。

方药:芍药汤加味。

方剂:

当归5 g	白芍10 g	黄芩5 g	黄连6 g
青蒿3 g	肉桂2 g	甘草5 g	生大黄2 g
木香4 g	竹叶10 g	僵蚕6 g	槟榔片3 g
谷芽10 g	山药10 g	炒扁豆10 g	石菖蒲5 g
神曲10 g			

2剂,水煎服。

二诊:前方服后大便转干,先干后稀,每日2~3次,能进食少许,潮热、烦渴亦减。化验大便常规显示黄色稀便,脂肪球20个/HP,蛔虫卵2~3个/HP,兰氏贾弟鞭毛虫虫囊10~20个/HP。原方效显,恪守病机,续用加味,加苦参6 g、莱菔子6 g,并随证加减,共服10剂。随证加减用药,神疲自汗加党参、黄芪、白术、云茯苓。夜卧潮热重用青蒿,佐用地骨皮、银柴胡、十大功劳叶。驱蛔虫稍加乌梅、川椒、炮附片、石榴皮。

三诊:期间共查大便常规9次,结果提示蛔虫卵消失,兰氏贾弟鞭毛虫虫囊数检查结果为0。患儿大便已正常,腹痛、腹泻及潮热、自汗等症已消失,食欲增加,每餐食米饭50 g多,体重由原来8 kg增加至9 kg。返家带药5剂,扶脾益气滋阴方剂巩固疗效,以善其后。

评按:本例患儿属久泻,阴虚湿热泄泻,由调摄不慎感染蛔虫、兰氏贾弟鞭毛虫,治疗不当所致。芍药汤是治疗痢疾的常用处方之一,以活血、健胃、解毒为主要立法,药性平和,疗效较好,药理研究证实有抗菌作用。本例治疗中恪守病机。治疗宜扶脾胃之气,或滋阴清热,或固表敛汗,随证出入。杀虫以治标,治蛔虫仿乌梅丸,选川椒、乌梅、炮附片、石榴皮等。治兰氏贾弟鞭毛虫则主要归功于苦参,苦参能清热燥湿杀虫,《名医别录》记载:"养肝胆之气,安五脏,定志益精,利九窍,除伏热肠澼,止渴,醒酒,小便赤,治恶疮,下部慝,平胃气,令人嗜食……"《日华子本草》谓:"杀疳虫"。苦参用途极广,常用来治疗细菌性痢疾、急性肠炎、急性传染性肝炎、小儿肺炎、急性扁桃体炎等,尤其对兰氏贾弟鞭毛虫感染的治疗效果显著,所以用芍药汤加苦参治疗本例取得满意疗效。

四、淋证(热淋)

初诊:姚×,女,70岁。2017年3月19日就诊。患者5年前因尿血、尿胀痛,于外院行膀胱手术治疗。3年后因吃鸡杂后尿血、尿痛复发,输液无效,服中药升降汤后病情得以控制。1周前又因饮食不慎上症复发,就诊时症见小便频、数、急、热、胀、痛、余沥不净,面肿脚肿,头昏眼花,心慌,恶心呕吐,大便干燥,舌质红,舌苔薄白,脉细滑无力。

诊断:脾肾两虚,湿热淋证(本虚标实,虚实相兼)。

治则:升清降浊,扶正祛邪。

方药:升降汤加减。

方剂:

桑叶12 g	荷叶12 g	瓜蒌仁15 g	法半夏6 g
没药3 g	通草3 g	枳壳10 g	蝉蜕10 g
半枝莲15 g	蒲公英15 g	虎杖15 g	山萸肉60 g
桂枝木3 g^{去皮}	白花蛇舌草15 g		

6剂,水煎服。

二诊:2017年3月25日复诊。患者诉服用前方后症状明显好转,大便稀溏,舌质红,舌苔薄白,脉细滑无力。将上方瓜蒌仁15 g改为瓜蒌壳6 g,其余药物用法用量不变。后电话随访,上症消失。

评按:本病当为淋证,主症明显为热淋,湿热下注为标。然就其病史,当为手术后气血亏虚,反复发作,脾虚气耗,正气日衰,气血化生不足,中焦升降失常,枢机郁滞,清阳不升,浊气不降,上焦表现为头昏、眼花、面肿,中焦脾升不及,胃失和降,表现为胃脘饱胀,甚则心慌、嘈杂、恶心、呕逆,下焦湿阻,热灼津伤,膀胱与肾气化失司,开合失常,症见尿道刺激诸症,尿频、数、急、热、胀、痛、余沥不净。脉细滑无力,舌质红,苔薄白均为气血虚、湿热郁滞佐证。故治疗关键在于调整脏腑功能的气化升降功能,兼顾治标,清利下焦湿热。

五、漏尿(尿失禁)

初诊:李×,女,68岁。2017年1月24日就诊。患者因咳嗽、打喷嚏或提重物

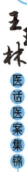

时出现尿失禁 1 年多就诊,就诊时伴尿路刺激征,尿频、尿急,脉细滑无力,尺脉沉,舌淡苔黄腻。

诊断:漏尿(下焦湿热,膀胱气陷,肾失摄纳)。

治则:升清降浊,补肾固涩,佐以清化湿热。

方药:升降汤合缩泉汤加味。

方剂:

荷叶 12 g	桑叶 12 g	瓜蒌 6 g	法半夏 6 g
没药 3 g	通草 3 g	甘草 3 g	枳壳 10 g
蝉蜕 10 g	桂枝 3 g	半枝莲 20 g	白花蛇舌草 40 g
蒲公英 20 g	覆盆子 30 g	益智仁 30 g	补骨脂 10 g
淫羊藿 30 g			

8 剂,水煎服,每日 1 剂。

二诊:2017 年 2 月 2 日复诊,服前方后小便失禁显效,已无尿频、尿急、尿痛,但跑步、急走则有尿失禁,舌苔黄腻,脉沉细滑无力。

诊断:肾失封藏。

治则:补肾固涩为本。

方剂:守前方加味,诃子 6 g、芡实 30 g。服 8 剂,水煎服。

三诊:2017 年 2 月 10 日。服前方后尿失禁好转,因外感风热出现咽喉疼痛,喉痒即咳嗽,咳甚则尿失禁。

诊断:风热束表,肺失清肃,气道不利。

治法:宣肺清热,清咽利喉,佐以缩泉。

方药:升降汤加味。

方剂:

杏仁 10 g	桔梗 10 g	金银花藤 30 g	炒黄芩 10 g
薄荷 6 g	蝉蜕 10 g		

合四味缩泉汤各 30 g。6 剂,水煎服,每日 1 剂。

四诊:2017 年 2 月 17 日。患者服升降汤和缩泉汤向愈,尿失禁已止,已不再用纸尿裤。鉴于血脂胆固醇偏高,素患胃炎,为巩固疗效,守原方加减。

荷叶 12 g	桑叶 12 g	瓜蒌 15 g	法半夏 15 g
陈皮 6 g	茯苓 30 g	金银花藤 30 g	炒山栀 15 g
蝉蜕 10 g	覆盆子 30 g	益智仁 30 g	补骨脂 10 g
淫羊藿 30 g			

6 剂,水煎服,每日 1 剂。后电话随访,上症未复发。

评按:尿失禁中医属于"漏尿"范畴,本病老年人多见,女性多于男性。伴随症状虽然有热淋表现,但湿热下注为标,然就其病史,当为患者年老,肾气亏虚,肾为先天之本,职司二便,膀胱主藏尿液,与肾相表里,尿液能贮藏在膀胱里不泄漏,必须依靠肾气的固摄,肾主开阖的功能依靠肾的气化功能来调节。肾气不足,膀胱与肾气化失司,气机升降功能失调,开合失常,清阳不升,浊气不降,下焦湿阻,热灼津伤,症见尿路刺激征,膀胱闭藏失司,不能约束水道,故而漏尿。故治疗关键在于调整脏腑功能的气化升降功能,升清降浊,还要治本,补肾固涩,兼顾治标,清利下焦湿热,宣肺清热,清咽利喉。

六、血淋(血尿)

初诊:马×,男,11 岁。2014 年 8 月 4 日就诊。患儿因尿频、尿痛 1 周就诊。就诊时伴有尿道口不适,小便不爽,尿色黄,神疲纳差,面色少华,腹胀便溏。尿常规结果显示尿隐血(+),舌淡红,苔薄,脉沉细。

诊断:血淋(脾虚,三焦气滞,湿热下注)。

治则:升清降浊,疏郁清热,凉血止血。

方药:升降汤加减。

方剂:

荷叶 12 g	桑叶 12 g	瓜蒌 6 g	法半夏 6 g
没药 3 g	通草 3 g	甘草 3 g	六月雪 30 g
仙鹤草 30 g	白茅根 30 g	血余炭 30 g^{布包煎}	

6 剂,制成智能颗粒剂,水冲服,每次 1 格,饭前服。

二诊:药剂服完后诸证消失,小便通畅,无尿痛,无任何不适,停药观察,1 周后追访,未见不适,精神好,纳食、睡眠可,未见不适。复查尿常规正常,疗效显著。

评按:本症属于"血淋"范畴,病机为脾虚,三焦气滞,湿热下注,热伤络脉尿血。患者伴随症状虽然有热淋表现,但湿热下注为标,热伤络脉尿血。然就其病史,当为脾虚为本,神疲纳差,面色少华,腹胀便溏均为脾气机失常,气机升降功能失调,清阳不升,浊气不降,下焦湿阻,热灼津伤,症见尿路刺激征。故治疗关键在于调整脏腑功能的气化升降功能,升清降浊,兼顾治标,疏郁清热,凉血止血。

七、肌肤不仁（尿毒症并发周围神经病变）

初诊：何×，女，52岁。2016年6月3日初诊。患者因尿毒症行维持性血液透析2年，肢体麻木6个月就诊。症见肢体麻木、挛急，皮肤瘙痒，伴有双下肢、双眼睑浮肿，纳呆，脘腹胀满，腰酸，口黏不渴，头晕乏力，夜寐较差，舌淡紫色，苔白，脉沉细。实验室检查显示，尿蛋白（＋），尿潜血（＋），血尿素氮（BUN）29.1 mmol/L，肌酐（Cr）782 μmol/L，肾小球滤过率5.2 mL/min。西医诊断为尿毒症维持性血液透析并发周围神经病变。

诊断：肌肤不仁（血虚血瘀）。

治则：活血，补血，通络。

方药：五藤汤加减。

方剂：

鸡血藤30 g	金银花藤30 g	络石藤30 g	钩藤30 g
鸡矢藤30 g	党参15 g	白术10 g	茯苓30 g

4剂，每日1剂，水煎，分早晚2次温服。

二诊：2016年6月7日。患者诉四肢麻木有所减轻，皮肤瘙痒症状好转，无恶心欲呕，舌淡，苔白腻，脉细。守方加山药30 g、山萸肉30 g健脾，继服5剂。

三诊：2016年6月12日。患者未见明显四肢麻木及皮肤瘙痒，无恶心欲呕，舌色淡，苔白腻，脉细。守方加当归10 g，阿胶10 g。后电话随访病情平稳，无不适。

评按：本案以四肢麻木及皮肤瘙痒为主症，与血虚血瘀、经络失养有关。治疗以活血通络为主，方以藤类药为主，五藤汤为典型的活血通络方剂。在通络的基础上着重补血，故加用鸡血藤、当归、阿胶等加强补血之功效。脾为后天之本，为气血生化之源，故在通络的基础上着重健脾，加用山药及山萸肉以加强健脾之功。强调治病求本的治疗原则。

八、消渴（糖尿病肾病）

初诊：张×，73岁。2016年11月28日就诊。患者5天前无明显诱因出现双下肢水肿，伴乏力，动则气喘，腰膝酸软，口干，纳呆，小便频数，大便黏腻难解，味臭秒。舌淡,苔黄腻,脉沉细数。尿常规检查示蛋白尿(+++),肾功能检查示血肌酐 268 μmol/L,血糖检查示空腹血糖 9.1 mmol/L,餐后 2 h 血糖 14.6 mmol/L。患糖尿病 26 年。西医诊断为糖尿病肾病。

诊断:消渴(肾消),脾肾气阴两虚,湿热夹杂证。

治则:健脾益气,清热利湿,固肾纳气摄精。

方剂:

地锦草 20 g	黄芪 15 g	山萸肉 10 g	牛膝 10 g
山药 10 g	茯苓 10 g	白术 10 g	沙参 10 g
泽泻 10 g			

16 剂,水煎服。

二诊:患者诉上述症状明显减轻。舌质红苔薄,脉沉细。复查尿常规检查示蛋白尿(+),肾功能检查示血肌酐 102 μmol/L,血糖检查示空腹血糖 7.3 mmol/L,餐后 2h 血糖 11.1 mmol/L。将初诊原方黄芪用量改为 30 g,地锦草用量改为 30 g,去泽泻。16 剂,水煎服。

三诊:患者症状消失。舌质红苔薄,脉沉细。上述各项理化检查均恢复到正常值范围。

评按:糖尿病肾病是糖尿病后期的并发症,多由于患者患糖尿病的病程较长,且血糖控制不良所引起,临床上以乏力,腰膝酸软,口干口渴,小便频数,大便黏腻味臭秽等为主要症状表现,病机以脾肾气阴两虚为本,湿热为致病的关键,故用苗药地锦草清热利湿解毒;黄芪、山药、茯苓、白术健脾补气;山萸肉、牛膝、沙参补肾填精、滋阴润燥;泽泻利水渗湿。全方共奏补脾固肾、清热利湿解毒、滋阴益气、标本同治之效。

中医理论认为,机体阴阳失调是人体生病的最主要的病因,蛋白尿的产生亦是由于机体阴阳失调而导致。故此,在临证时常根据机体整体的阴阳偏盛偏衰、发病病机的寒热虚实等进行辨证论治,治疗中重视清湿毒,且不忘补益肺脾肾之气,扶助正气,活血化瘀贯穿其中。遵《素问·至真要大论篇》"以平为期"。重视扶助正气,固肾本,截清流,认为该病以脾肾两脏亏损为根本病机,恢复脾之升清、肾之封藏功能,使精微物质向上输布全身而不再下泄,为本病的治本之法。同时,提出自己独特的理论,认为肾性蛋白尿患者往往湿、热、毒、瘀血相夹杂、病情顽固,辨证论治过程中应明辨虚实,将清湿热贯穿于治病的整个过程中,同时,宜将补脾益肾之法作为基础,常用药物有地锦草、黄芪、熟地、山萸肉、党参、白术、茯苓及泽泻等。综上所述,中医认为蛋白尿是虚实夹杂之证,风、热、湿、毒、瘀等邪是加重病情缠绵

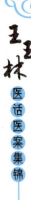

难愈,且趋向病情恶化的关键因素,临证时应给予十分重视。邪气留恋多是由于正气不足,外邪乘虚而入,唯有祛邪,方能安正,因此辨别邪气的性质是关键,及时给予相应处理,如感染、劳累及感冒等加重蛋白尿形成的间接病理因素。

九、水肿(难治性肾病综合征)

初诊:彭×,女,21岁。因"反复双下肢水肿3年多,复发1周"于2015年9月5日来诊。就诊时症见双下肢水肿,足踝尤甚,伴有神疲乏力,腹胀、纳呆,腰酸,睡眠不佳,夜尿3~4次,大便正常,舌淡胖,边有齿痕,苔色白,脉沉细。查尿常规示尿蛋白(+++),隐血(+-),24 h尿蛋白3.51 g/L,血清白蛋白32 g/L。李正胜教授接诊后,结合肾穿刺检查结果及临床表现,西医诊断为"重症肾病综合征(膜性肾病2期)"。患者拒绝环磷酰胺、环孢素等免疫抑制剂治疗,给予醋酸泼尼松片,每天50 mg,晨起顿服,双嘧达莫片25 mg,1日3次,呋塞米片20 mg,1日1次。

诊断:水肿(脾肾气虚,水湿壅盛)。

治则:升阳固元,利水消肿。

方药:经验方芪锦颗粒。

方剂:

黄芪20 g	地锦草20 g	熟地15 g	山萸肉9 g
党参15 g	茯苓10 g	白术10 g	陈皮10 g
法半夏10 g	泽泻10 g	白茅根10 g	防风10 g
羌活6 g	炙甘草6 g		

每日1剂,分早晚2次服。

二诊:2015年11月20日复诊。患者双下肢水肿消失,倦怠乏力,口苦,夜尿2次,舌质淡,边有齿痕,苔色黄微腻,脉弱,查尿常规示尿蛋白(+-),隐血(-),24 h尿蛋白2.16 g/L,血清白蛋白46 g/L。患者水肿消退明显,但脾胃虚弱,清阳不升,湿邪留恋,守前方黄芪、地锦草各加至30 g,山萸肉加至15 g,以奏健脾胜湿固精微之效,加藿香15 g,佩兰15 g,达健脾除湿之效。

三诊:2015年12月18日复诊。患者倦怠乏力明显改善,口苦消失,夜尿1次,舌淡,苔白微腻,复查尿常规示尿蛋白(+-),隐血(-)。患者湿邪已去大半,口苦已去,减藿香、佩兰,守原方继续服用。

四诊:2016年1月5日四诊,激素减至20 mg。

五诊:2016年1月12日复诊,症见恶寒,发热,咽痛,眼睑及双下肢轻度水肿,咳嗽鼻塞,睡眠不佳,夜尿2~3次,大便正常,舌淡,苔薄色黄,脉浮。追述病史,患者1天前"受凉"后水肿复发,查尿蛋白(+++)。该病之所以难治在于病情反复,患者于激素减量时感受外邪,正虚邪恋,致使疾病迁延反复。治疗当祛邪而不伤正,辨证为脾肾气虚、外感风邪,治以升阳固元、宣肺利咽、利水消肿。拟初诊处方基础上减法半夏、陈皮,加桔梗6 g、大青叶10 g、苏叶10 g、连翘10 g。7剂,每日1剂,以清利咽喉、疏散表邪。1周后患者来诊,双下肢轻度水肿,夜尿2次,自觉无其他不适,舌淡红,苔白腻,拟原方减大青叶、连翘,7剂,中病即止。

六诊:2016年2月2日复诊,双下肢水肿消失,查尿蛋白(++),原方减桔梗、苏叶。以上方加减服用约5个月后患者病情稳定。

七诊:2016年7月5日复诊,复查24 h尿蛋白0.48 g/L,尿蛋白(-),尿隐血(-)。继续守前法治疗。激素拟每2周减5 mg,减至10 mg时即作为维持量。后患者坚持服药,自觉无明显症状。

八诊:2016年8月16日复诊,复查尿常规未见异常,血清白蛋白48.5 g/L。

九诊:随访至2017年2月14日,病情一直稳定,停药后2次门诊复查均无异常表现。

评按:患者以神疲乏力、腹胀、纳呆、腰酸、水肿、夜尿频为主症,舌淡胖,边有齿痕,苔色白,脉沉细,尿常规提示蛋白尿阳性,血清白蛋白低。初诊时,李正胜教授经四诊合参,辨证该患者为脾肾气虚,故以升阳固元、利水消肿为法,给予黄芪、党参、茯苓、白术与防风、羌活合用,补中有散,发中有收,具有益气健脾、升阳除湿之效,熟地、山萸肉补肾固精,陈皮、法半夏健脾胜湿,泽泻、白茅根利尿消肿,地锦草解毒、利小便,使邪有出路,炙甘草调和诸药。复诊时,患者水肿消失,蛋白尿虽有减轻,但脾胃仍虚,需继续固护脾肾,减少蛋白丢失。激素减量期间患者感受外邪,治之当祛邪而不伤正,根据患者临床症状适当加减,例如桔梗、大青叶、连翘清利咽喉,苏叶祛风解表,藿香、佩兰振奋脾胃之气。

十、水肿(嗜铬细胞瘤)

初诊:周×,46岁。1981年11月18日就诊。患者自述既往病史,血压210/150 mmHg,西医疑为"嗜铬细胞瘤",转上海诊治,经儿茶酚胺定量测定,腹膜后充气造影,明确诊断为"嗜铬细胞瘤",因心脏扩大不宜手术,嘱返贵阳治疗。

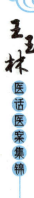

1981 年以来,双下肢浮肿更甚,并伴头昏、汗出、胸闷、心悸、多饮、多尿等证。因情志不畅,饮酒过多,阵发性发作加频、加剧。近日来,头昏闷胀、腹胀难忍,周身汗出如洗而来就诊。就诊时症见双下肢浮肿过膝,按之没指,腹胀如鼓,隐隐作痛,按之不实,无压痛及癥块,腹部皮肤无青筋显露,腹围 90 cm,血压 180/130 mmHg,头昏、心悸、胸闷、心烦易怒、晨起恶心、咯少许血痰、渴喜热饮、饮多尿多、自汗、盗汗,大便稀,舌质红紫,苔色灰白滑,脉沉滑。

诊断:水肿(阴水)。脾肾阳虚,寒湿阻滞,肝阳上亢。

治则:急则治标。理气导滞消胀,平肝潜阳。

方药:宽胀汤加味。

方剂:

藿梗 10 g	木香 8 g	乌药 8 g	枳实 6 g
陈皮 6 g	大腹皮 6 g	莱菔子 10 g	泽泻 6 g
黄芩 6 g	白芍 15 g	代赭石 15 g	牛膝 10 g

3 剂,水煎服,每日 1 剂,早中晚分服。

二诊:前方服后矢气频转,稀便随下,腹痛大减,腹胀消退,但浮肿如故。诊断为脾肾阳虚,水湿逆行之故。治宜温肾健脾,培土疏木,化气利水。以六味地黄汤合玉屏风散加附片、党参、苡仁、柴胡、白芍、陈皮,再进 3 剂。

三诊:服上方后,矢气仍频,日更衣 8 次,大便溏薄不热,小便频数,量多,并觉颜面四肢肿胀渐消,头昏、胸闷、心悸等证均有好转,守方继服。3 剂未服完,患者因四肢皮下出血,急来就诊。查四肢均有散在及大小不等之紫癜,伴头昏、耳鸣、腰痛等证。诊断为劳倦伤脾,脾不统血,肝不藏血,溢于肌肤而致。治宜化瘀止血,养心健脾。归脾汤加仙鹤草 60 g、血余炭 30 g(布包煎)。用猪大排 500 g,同诸药炖服。

四诊:药后,四肢癜紫逐渐消失,头昏、耳鸣、心悸、腰痛亦有好转。血压 155/100 mmHg,体重 80 kg,腹围 81 cm,食量渐增。患者多汗之证仍未改善,治当以益气固表、敛阴止汗为主。拟玉屏风散加味。

黄芪 40 g	白术 15 g	防风 15 g	白芍 20 g
山药 15 g	陈皮 10 g	百合 30 g	桔梗 6 g
杏仁 6 g	龙骨 15 g^{先煎}	牡蛎 10 g^{先煎}	桂枝 10 g
补骨脂 15 g	茜草炭 30 g	琥珀粉 6 g^{另包吞服}	

6 剂,水煎服。

五诊:体重 76.2 kg,腹围 81 cm,血压 150/115 mmHg。为巩固疗效,续以前方

3剂。给予归脾丸、六味地黄丸交替服用,以善其后。后随访3年,浮肿等证均未复发。

评按:该患者诊断为水肿(阴水),病因病机为脾肾阳虚,寒湿阻滞,肝阳上亢,疏泄失权所致。因其脾肾阳虚,运化失常,水湿内停,则见双下肢浮肿;寒湿内生,阻滞中焦,气机升降失常,清阳不升,脑失所养,则见头昏;气机不畅,则见胸闷、心悸、腹胀难忍;肾阳虚则气化不利,则见多尿;气机不畅,肝失疏泄,则见心烦易怒,气虚卫外不固,则见自汗、盗汗;此时因急治其标,以理气导滞消胀,平肝潜阳为主,方用宽胀汤加味,方中藿梗、木香、乌药、枳实、陈皮、大腹皮、莱菔子、泽泻以宽中行气利水,黄芩、白芍清热养阴,代赭石、牛膝引药下行。二诊时,患者气机已调畅,故治疗以治本为主,方用六味地黄汤合玉屏风散加附片、党参、苡仁、柴胡、白芍、陈皮以温肾健脾,培土疏木,益气固卫。患者三诊四肢出现散在紫癜,伴有头晕、耳鸣、腰痛,为劳倦伤脾,脾不统血,肝不藏血,溢于肌肤而致,治疗以归脾汤养心健脾,并加用大量仙鹤草、血余炭化瘀止血。四诊时,紫癜消失,诸症好转,但仍有多汗,故宜益气固表,方用玉屏风散加味治疗,临床获效显著。后继以归脾丸、六味地黄丸补益脾肾,以善其后,该病复杂多变,治疗时应抓住标本缓急,对症下药,则治疗得当。

十一、水　肿

初诊:许×,女,37岁。2017年3月4日就诊。患者自述双下肢水肿11年,多家医院求治,查肾功能、肝功能、心电图、血常规、大小便常规、血管B超等检查均未发现异常。就诊时症见双下肢水肿、僵硬,皮肤坚硬、光亮,可见少许青筋隐显,按之绷紧、肿胀,脚心亦肿,严重时伴有心慌、心烦、神疲乏力、嗜睡、坐卧不安,手脚麻木、活动不便,面目及双上肢亦肿,月经正常,白带正常,二便正常,舌淡,苔色黄腻,脉沉细。

诊断:水肿(清阳不升,浊邪郁滞三焦,脾肾两虚)。

治则:升清降浊,健脾补肾,化气行水,佐以化瘀。

方药:升降汤合五苓散加减。

方剂:

荷叶 12 g	桑叶 12 g	瓜蒌 6 g	法半夏 6 g
没药 3 g	通草 3 g	甘草 3 g	枳壳 10 g
蝉蜕 10 g	茯苓 10 g	猪苓 10 g	泽泻 6 g

炒白术 10 g   地龙 10 g   水蛭 10 g

4 剂,制成智能颗粒,早中晚餐前水冲服 1 格。

二诊:2017 年 3 月 9 日复诊。服前方后症减,水肿减轻,头部及上肢水肿消退,足以上皮肤按之松软,仍有水邪,双下肢感酸、麻、肿胀、重着,活动不灵,甚则时有抽筋,伴神疲乏力,肢软嗜睡,心烦易怒,舌淡,苔薄黄腻,脉沉细,余无特殊。根据证候,考虑湿热困脾,故肢体酸麻肿胀,治疗升清降浊,佐以清热、祛湿、通络,前方显效守方加味进治。前方方药不变加味,金银花藤 30 g、苡仁 30 g、木瓜 30 g、黄柏 18 g、炒山栀 10 g。6 剂,制成智能颗粒,早中晚餐前各服 1 次。

三诊:2017 年 3 月 16 日复诊。服前方后双下肢水肿痊愈,皮肤松软,弹性适中,按之无凹陷,肤色正常,精神、饮食、小便均正常,唯感大便秘结,余无不适,舌尖红,舌质开裂,舌苔薄黄,脉细。前方疗效卓著,守方化裁巩固,继续升清降浊,佐以健脾化浊、化瘀通络,方剂如下。

荷叶 12 g   桑叶 12 g   瓜蒌仁 16 g   法半夏 6 g

没药 6 g   通草 3 g   甘草 6 g   枳壳 10 g

蝉蜕 10 g   炒白术 10 g   茯苓 10 g   猪苓 10 g

泽泻 6 g   地龙 30 g   水蛭 30 g   金银花藤 30 g

路路通 10 g

6 剂,制成智能颗粒,早中晚餐前水冲服 1 格。进食少盐,禁辛辣,多食蔬菜水果以养胃阴。

评按:患者发病因浊邪郁滞三焦,气机升降失常,清阳不升,浊阴不降,脾胃运化失常,水湿内停,水道通调失常,脾主四肢,脾虚水停,水饮流行于四肢,泛为水肿,则见双下肢水肿、僵硬、皮肤坚硬、光亮、按之紧张、足背肿胀、足心亦肿,泛为水肿;脾虚则气血生成不足,心神失养,则见心烦、神疲乏力、嗜睡、坐卧不安;血虚不能养筋,则见手足麻木,不灵活。

总之,本案病位辨证在皮肤、四肢、头面,重点为双下肢。脏腑病位在三焦、脾,涉及肺、肾、膀胱,病机为脾阳不振,无力运化水湿,三焦枢机不利,升降失常,不能通调水道,水邪泛滥,终成水肿,日久不愈。气机升降不及,病久气滞血瘀。故用自拟升降汤以升清降浊,健脾化气行水,并佐以化瘀行水。方中荷叶、桑叶、蝉蜕同用以升清阳、出上窍、发腠理;通草、没药、枳壳以降浊阴、出下窍。六药升降相配,使"清阳出上窍,浊阴出下窍;清阳发腠理,浊阴走五脏;清阳实四肢,浊阴归六腑"。又加少许法半夏、瓜蒌助脾升胃降,并加用地龙、水蛭化瘀行水。二诊、三诊时因前方疗效卓著守方化裁巩固。

十二、水肿（糖尿病肾病）

初诊：罗×，男，50岁。2014年1月12日就诊。患者有糖尿病20多年，糖尿病肾病3年多，高血压20多年，用胰岛素控制血糖，血糖控制不稳定（空腹血糖6~9 mmol/L），用贝那普利控制血压，血压控制在正常范围，尿常规检查示尿蛋白（＋＋＋），肾功能检查示血肌酐121.71 μmol/L、尿素氮8.9 mmol/L。就诊时症见神疲乏力，腰酸腿软，口干，双下肢浮肿，头晕，夜尿频，每晚3~4次，大便可，舌质暗红，有裂纹，苔色白，脉沉细。

诊断：水肿（脾肾气阴两虚，瘀阻肾络）。

治则：益肾健脾，活血通络，泄浊。

方药：糖通饮加减。

方剂：

黄芪10 g	山药30 g	熟地12 g	山萸肉10 g
丹参15 g	决明子30 g	地骨皮12 g	丹皮12 g
茯苓12 g	泽泻12 g	女贞子15 g	旱莲草15 g

5剂，水煎服，每日1剂，分3次服。

二诊：患者服药后神疲乏力，腰酸腿软，口干，双下肢浮肿，头晕症状均有改善，夜尿2~3次，大便可，舌质暗红，有裂纹，苔色白，脉沉细。证属脾肾气阴两虚，瘀阻肾络。治宜益肾健脾，活血通络，泄浊。守方加减，加益母草15 g。10剂，水煎服，每日1剂，分3次服。

患者坚持服药1个月后复查尿常规示尿蛋白（＋＋），坚持服药3月后复查尿常规示尿蛋白（＋），肾功能检查示血肌酐117 μmol/L、尿素氮6.9 mmol/L。患者坚持服用中药4个月后症状消失，各项检测指标均正常。

评按：脾肾气阴两虚，瘀阻肾络是糖尿病肾病的中医病机关键。蛋白属于中医"精微"范畴，宜藏而不宜泄。五脏中统摄精微物质的关键在脾、肾两脏。"脾升清""肾藏精"，脾不升清、肾不藏精，则精微下泄，发生尿蛋白。因此，脾肾两虚是糖尿病肾病尿蛋白的主要病因。与此同时，久病必瘀，脾肾两虚的病理变化，不但可使瘀血之证加重，同时亦可因脾肾气化失司，水液代谢障碍而致水湿浊邪潴留。因此，治宜益肾健脾，活血通络，泄浊。方中以黄芪、山药、熟地、山萸肉补脾肾之阴阳，用于治疗糖尿病肾病之本虚；以丹参、决明子、地骨皮、丹皮、茯苓、泽泻祛瘀通络、泄浊化痰湿,用于治疗糖尿病肾病之标实。全方共奏益肾健脾、活血通络、泄浊之效。从现代药理研究的角度分析,黄芪可减轻免疫复合物对肾小球基底膜的损害,能降低血液黏度,抑制血小板聚集,改善微循环,增加肾血流量,显著改善患者尿蛋白的排泄,提高肾小球的滤过率。决明子能降低胆固醇和甘油三酯,改善血液流变学异常和微循环障碍。地骨皮具有降血糖、降血压、降血脂、清除氧自由基、保护血管内皮细胞、增强机体免疫功能、拮抗炎症反应等作用,并能抑制肾组织中细胞传导通路核因子(NF-kB)的活化,减轻肾脏的病理损害,改善肾功能。全方合用能够有效防治糖尿病的早期肾损伤。

十三、水肿(肾炎)

初诊:吴×,女,24岁。因双下肢水肿1个月于2017年12月23日就诊。就诊时症见头痛,手脚冰凉,双下肢水肿,心烦,感疲惫,睡眠差,既往行"扁桃体切除术",咽喉壁稍红,舌偏红,苔薄白腻,脉沉细,查尿常规示上皮细胞(+)。

诊断:水肿(脾肾阳虚)。

治则:健脾益肾。

方药:四味肾炎汤加减。

方剂:

山药30 g	六月雪60 g	山萸肉30 g	地锦草30 g
黄连3 g	炙香附15 g	乌韭15 g	蔓荆子10 g
金银花藤30 g	甘草30 g	蝉蜕15 g	

6剂,水煎服,每日1剂,分3次服。

二诊:上症明显减轻,守方,6剂。3个月后电话随访病情未复发。

评按:患者为年轻女性,体质较弱,加之饮食起居寒温不调,易导致脾阳、肾阳不足,故就诊时见手脚冰冷,双下肢水肿,结合舌脉据症,辨证为脾肾阳虚,水肿一证,外感内伤均可引起,但病机变化主要在肺、脾、肾三脏,其中以肾为本,患者为内伤虚证,治法上以健脾、温肾、利尿为法,给予王老经验方四味肾炎汤加减,加山药、山萸肉温补脾阳肾阳,用道地药材苗药六月雪、地锦草利湿通浊。随访患者未诉复发,治疗效果显著。

十四、喘 证

初诊:杨×,男,48岁。2018年3月13日就诊。患者感喘息、胸闷8年多,就诊时伴有恶心、乏力,全身汗出,以上半身汗出为主,喜深吸气,腰部酸胀痛,记忆力差,小便频数,大便正常,舌淡,苔薄白,色微黄,脉沉细滑。

诊断:喘证(肺肾气虚)。

治则:补肺益气,补肾纳气。

方药:黄芪生脉补肺饮加减。

方剂:

党参15 g	麦冬15 g	黄芪60 g	五味子15 g
桑白皮12 g	炙紫菀12 g	熟地12 g	杏仁15 g
桔梗10 g	苏子30 g	沉香10 g	蛤蚧1 对
地龙30 g	淫羊藿30 g	巴戟天15 g	覆盆子30 g
浮小麦60 g	山萸肉30 g		

6剂,水煎服,每日1剂,分3次服。

二诊:患者前方服后乏力较前好转,饮食可,仍有气喘、气短,伴头晕、头痛表现。舌色淡苔薄,脉沉细。守方加减。

黄芪100 g	党参20 g	熟地15 g	麦冬15 g
五味子15 g	紫菀15 g	桑白皮12 g	苏子30 g
平地木60 g	蒲公英20 g	款冬花10 g	淫羊藿30 g
浮小麦60 g	山萸肉30 g	覆盆子30 g	

6剂,水煎服,每日1剂,分3次服。

三诊:前方服后气喘、气短、汗出明显好转,神疲乏力好转,饮食可,纳食、睡眠改善,二便可。舌色淡,边有齿痕,苔薄,脉沉细滑。守方,6剂,水煎服,每日1剂,分3次服。

评按:初诊患者主要表现的虚弱证候,久病咳喘,耗伤肺气,病久及肾,肾气亏虚,纳气无权所致。肾气虚,肾不纳气,肺失肃降,故见喘证,肺主皮毛,肺气虚,卫表不固,故汗出。故治疗上应补肺益气,补肾纳气。予以黄芪生脉补肺饮最为恰当。二诊前方患者服用后黄芪益气之效已明显可见,但该患者肺肾气虚之证日久,故治疗上需继续加强补肺益肾纳气平喘之效。三诊患者病虚日久,治疗上需继续

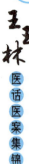

加强巩固补肺益肾纳气平喘之功,方中继续原方不变,重用黄芪益气补肺,五味子收敛肺气,熟地滋肾填精;蒲公英、紫菀、桑白皮化痰止咳,降气平喘。诸药配伍,有补肺益气,止咳平喘之功效。淫羊藿、山萸肉、覆盆子补肾纳气。

十五、咳嗽(急性支气管炎)

初诊:陈×,女,48岁。2017年3月3日初诊。患者因咳嗽、咯痰10天就诊。10天前患者因受凉后出现发热、恶寒、咳嗽、流涕,伴有咽痒咽痛,头痛,口干欲冷饮,在当地诊所使用"抗生素"(具体情况不详)治疗后,无明显发热,无头身疼痛,无咽痛,现仍有咳嗽,咯痰,痰色白、量多,稍有气短,神疲乏力,纳差,眠欠佳,小便调,大便质偏稀。体格检查咽部无红肿,咽后壁无滤泡,扁桃体无肿大,听诊双肺呼吸音粗,未闻及干湿性啰音。舌色淡体胖,苔黄腻,脉细滑无力。经胸片检查后西医诊断为急性支气管炎。

诊断:咳嗽(肺脾气虚,痰湿蕴肺,气机失调)。

治则:清肺化痰,健脾化湿,调理气机。

方剂:

平地木60 g	炙紫菀15 g	百部15 g	蒲公英20 g
陈皮15 g	法半夏12 g	茯苓15 g	白术15 g
甘草15 g	化红15 g	大贝15 g	海蛤粉20 g^包煎
黄芪30 g	党参12 g		

6剂,水煎服,每日1剂,分早晚2次温服。

二诊:2017年3月10日复诊,患者诉咳嗽明显好转,咯痰量明显减少,守方继续服用。

三诊:2017年3月16日复诊,诉咳嗽已痊愈,未再复发。

评按:本案中医诊断为咳嗽,辨证属肺脾气虚,痰湿蕴肺,清肃不利,气机失调。患者初起为外感风热,自服"抗生素"后外感邪气已散,但耗伤正气,脾肺气虚;脾为生痰之源,脾虚则运化不能,气血生化不足,水湿痰饮内停,则见神疲乏力、纳差,血虚则心神失养,故见眠差;痰浊中阻,肺气宣降失常,则见咳嗽、咯痰、气短等,故本方给予平地木、炙紫菀、百部、蒲公英四味药物以宣降肺气、止咳化痰,黄芪、党参以补益肺脾,兼用二陈汤加化红、大贝、海蛤粉以祛湿化痰。全方合用,共奏补脾益肺,祛湿化痰之功效,故得效益彰。

十六、咳嗽（慢性支气管炎）

初诊：杨×，女，77岁。患者因反复咳嗽10多年于2017年10月13日就诊。患者诉10多年前感冒诱发咳嗽，间断发作，夜间加重，无明显咯痰，口鼻咽干，饮水不缓解，无发热，手足心热，有汗，纳食一般，眠差，多梦，腰酸，夜尿3~4次，大便不规律，1~3日解1次。体格检查咽部无红肿，咽后壁见少量滤泡，扁桃体无肿大，听诊双肺呼吸音粗，未闻及干湿性啰音。舌暗红，有裂纹，舌苔花剥，脉弦细无力。经胸片检查，西医诊断为慢性支气管炎。

诊断：咳嗽（肾水亏虚，虚火上犯肺金）。

治则：滋水润肺，养阴清火，润燥止咳。

方剂：

平地木60 g	炙紫菀15 g	百部15 g	蒲公英20 g
女贞子30 g	旱莲草30 g	麦冬15 g	百合30 g
生地15 g	白薇30 g	生甘草30 g	

6剂，水煎服，每日1剂，分早晚2次温服。

二诊：患者诉咳嗽好转，口干缓解，仍有多梦眠差，继续服用，随访1年，咳嗽已痊愈，未再复发。

评按：患者为老年女性，咳嗽已有10余年，中医诊断为咳嗽（肾水亏虚，虚火上犯肺金，肺失宣发肃降）。患者久病耗伤正气，肾阴亏虚，阴虚火旺，则见手足心热、盗汗、腰酸；虚火上扰心神，则见眠差、多梦；虚火上犯肺金，蒸灼津液，则见口鼻咽干，肺气宣发肃降失常，则见咳嗽、夜间加重。故治疗以滋水润肺，养阴清火，润燥止咳为主。方中运用平地木、炙紫菀、百部、蒲公英四味止咳药以宣降肺气止咳；以女贞子、旱莲草补肾填精；加用生地、白薇养阴清热，麦冬、百合润肺生津。全方合用，临床获效显著。

十七、喉源性咳嗽（咽炎）

初诊：陈×，女，29岁。2015年7月2日初诊。患者因反复咳嗽伴咽痒3年多，复发10天就诊。10天前感冒后出现咳嗽、咽痒，院外服抗生素、止咳药无效，做胸片检查无异常。就诊时症见喉中作痒,随即作咳,说话、遇冷、遇热、闻到刺激性气味咳嗽即刻发生,咳声连连不能自止,夜间尤甚,每次咳嗽持续1~2h,饮水后稍缓解,咽干欲饮,舌质红,苔薄色黄,脉细数。体格检查示咽峡部黏膜色暗红,慢性充血,咽后壁淋巴滤泡增生,颗粒状,融合成片。有慢性咽炎、慢性鼻炎数年。

诊断:咳嗽(肺胃阴虚,风热犯肺)。

治则:养阴清热,祛风宣肺,利咽止咳。

方剂:

玄参15 g	麦冬15 g	金银花30 g	菊花15 g
蝉蜕10 g	薄荷6 g_{后下}	桔梗10 g	炒苍耳子10 g
炙枇杷叶10 g	平地木30 g	蒲公英15 g	甘草6 g

6剂,水煎,少量频服,徐缓咽下。忌烟酒,辛辣、生冷之品,避免接触刺激性气味。

二诊:患者服6剂后咽痒咳嗽明显减轻,咳嗽时间缩短,夜间能安卧。咽干减轻,但仍有咽部不适,频频清嗓。舌质红,苔薄白,脉细。体格检查咽部充血减轻,咽后壁淋巴滤泡减少。前方有效,效不更方。共服用14剂后诸症消失。随访1月未复发。

评按:喉源性咳嗽病因分内外两种,外因多为外邪犯肺,内因为阴虚肺燥,此病案因久病伤阴,咽喉及肺失于濡润所致。阴虚则虚火上炎,内生火热之邪,阴虚可内生燥邪。燥邪、热邪可内生风邪。加之患者有外感风邪犯肺,肺失清肃,上逆咽喉,故而发病,表现为咽痒咳嗽。其病性属于本虚标实证,阴虚为本,风、热、燥邪为标。治疗以治病求本,标本兼治为原则,整体与局部结合,辨证论治。治法宜养阴润燥,祛风清热,宣肺利咽,止咳。自拟方中,玄参味甘、苦、咸,性微寒,归肺、肾、胃经,能养阴润肺。麦冬味甘性寒,归肺、胃、心经,有养肺阴生津之功。金银花、菊花疏风清热,祛邪外出。蝉蜕能祛风通络,利咽止痒。薄荷祛风利咽,散邪,引药行走。苍耳子升散、通鼻窍。桔梗味苦、辛,性平,归肺经,有宣肺利咽、载药上行之功。枇杷叶其性降,能清肺化痰止咳,桔梗与枇杷叶,一升一降,调节肺气机。苗药平地木止咳化痰,蒲公英清热解毒,两者联合用药,止咳化痰疗效显著。甘草能泻火利咽止咳,调和诸药。喉源性咳嗽病位在咽喉,故临床上重视频服给药的服药方法,起到局部治疗,加强疗效的作用。忌食辛辣、生冷之品,可避免诱发、加重病情。总之,在辨证基础上结合经验性用药,服药方法得当,辨证施护,故临床疗效显著。

十八、感　冒

初诊:雷×,女,42 岁。2017 年 4 月 16 日就诊。患者因恶风、恶寒、咽痛、头身痛、发热 3 天就诊,就诊时小便色黄,大便正常;舌色淡、苔薄色白微黄,脉浮紧。

诊断:感冒(风寒袭肺)。

治则:疏风散寒,发汗解表。

方药:麻黄汤。

方剂:

| 麻黄 9 g | 桂枝 6 g | 杏仁 12 g | 炙甘草 3 g |

3 剂,水煎服,每日 1 剂,分早中晚 3 次服。

二诊:患者唯感咽干痛、失声、晨起口苦,口淡无味,大便难解,余症消失,脉浮弦。辨证外感风寒入里化热,入半表半里。治宜疏风散寒,发汗解表,和解少阳。方剂如下。

柴胡 30 g	黄芩 18 g	人参 18 g	炙甘草 18 g
生姜 18 g	大枣 12 枚	黄连 6 g	丹皮 15 g
芒硝 10 g	桂枝 9 g	芍药 9 g	生姜 6 g
甘草 6 g			

3 剂,水煎服,每日 1 剂,分早中晚 3 次服。电话随访,上症消失。

评按:风寒感冒属于太阳经证,由太阳开机受阻,风寒之邪外袭,肺气失宣所致。症状可见恶寒重,发热轻,无汗,头痛身痛,鼻塞流清涕,咳嗽吐稀白痰,口不渴或渴喜热饮,苔薄色白。治以辛温解表为主。代表方剂即为麻黄汤,服药后可喝些热粥或热汤,微微出汗,以助药力驱散风寒。患者第二天就由太阳证转少阳证,并且患者内热较甚,故予以柴胡加芒硝是为外感病兼有实热而所用,此病人发热后出现便秘,即为此种情况。

十九、胃脘痛（胃炎）

初诊:沈×,女,51 岁。2018 年 3 月 27 日因胃脘痛 1 年就诊。患者曾于 2013 年行胆囊切除术,反复胃脘痛、腹胀 1 年多,胃镜检查示胆汁反流性胃炎,慢性浅表

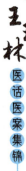

性胃炎2级,腹部B超示胆囊切除术后改变,肝内胆管结石。患者自诉胃脘痛,呃逆,纳差,失眠,大便黏滞,舌质红,苔黄腻,脉弦滑。

诊断:胃脘痛(三焦气滞)。

治则:升清降浊,理气化瘀。

方药:升降汤加减。

方剂:

荷叶12 g	桑叶12 g	瓜蒌壳6 g	法半夏6 g
没药6 g	通草3 g	甘草3 g	枳壳10 g
蝉蜕10 g	六月雪30 g	万年荞30 g	鸡内金30 g
鸡矢藤30 g	川楝子10 g	延胡索30 g	

6剂,水煎服,1日1剂,分3次服。

二诊:患者服前方后胃脘痛、腹胀、纳食、睡眠好转,现仍感腹胀,伴失眠,大便黏滞,舌淡,苔厚腻微黄,脉沉细。治宜和胃降逆,升清阳,降浊化湿,守方加减。

荷叶12 g	桑叶12 g	瓜蒌壳6 g	法半夏6 g
没药6 g	通草3 g	甘草6 g	枳壳10 g
厚朴10 g	大腹皮30 g	六月雪30 g	万年荞30 g
鸡内金30 g	鸡矢藤30 g	黄连10 g	延胡索30 g

8剂,水煎服,1日1剂,分3次服。电话随访,上症消失,病情平稳。

评按:患者为中老年女性,患者既往行胆囊切除术。肝胆属木,主疏泄一身气机;脾胃属土,木克土,肝气郁滞致肝气犯胃,如《景岳全书》指出:"胃脘痛证,多有因食、因寒、因气不顺者,然因食因寒,亦无不皆关于气,……"且胃痛初发多属实证,其病主要在胃,间可及肝,另女子以肝为本,年衰肝性升发亦随之而衰,故肝胆气机不畅可影响胃肠的生理功能,证见胃痛,腹胀,大便黏滞不畅,治以调整气机升降为主。

二十、胃脘痛(胃溃疡)

初诊:代×,女,66岁。患者因胃脘部疼痛1个月于2018年2月5日就诊。症见胃脘部疼痛,性质呈隐痛,饥而不欲食,口干不欲饮,胸骨后灼热感,无放射性背部疼痛,手足心热,大便干,无头晕,偶有口苦,心烦急躁,纳食差,眠可。胃镜检查示胃溃疡。既往有高血压病史。舌质红,苔薄色黄,少津,脉弦细。

诊断:胃脘痛(胃阴不足证)。

治则:滋阴养胃,补肝肾。

方剂:

生地 15 g	北沙参 15 g	枸杞子 20 g	麦冬 15 g
当归 10 g	川楝子 12 g	白芍 30 g	桑叶 15 g
菊花 15 g	女贞子 15 g	天麻 30 g	钩藤 30 g

6 剂,水煎服,每日 1 剂

二诊:患者服药后胃脘部疼痛明显减轻;反酸、恶心较前改善,胸骨后灼热感较前减轻;舌质红,苔薄黄,少津,脉弦细。治宜益胃养阴,降逆和胃,方剂如下。

沙参 15 g	麦冬 15 g	玉竹 15 g	石斛 15 g
六月雪 30 g	万年荞 30 g	鸡矢藤 30 g	炒山楂 30 g
炒菜菔子 30 g	甘草 6 g		

6 剂,水煎服,每日 1 剂。

三诊:患者诉症状较前明显减轻,守前方 6 剂。电话随访,上症消失,病情平稳。

评按:患者查胃镜示胃溃疡,既往有高血压病史,患者平素易烦躁易怒,肝失疏泄,气郁化热,热伤胃津,导致胃阴不足,阴津亏损,故胃络失养,胃脘隐痛。胃津亏虚则胃纳失司,故饥而不欲食,口干不欲饮,阴液不足则肠道干涩,故见大便干,治疗上应养阴益胃,降逆和胃。初诊中生地、北沙参、麦冬益胃;女贞子、枸杞子补肝肾;当归润肠通便;川楝子、白芍收敛肝阴;桑叶、菊花升清阳;天麻、钩藤平肝潜阳。二诊中以麦冬、玉竹、石斛、沙参益胃阴;六月雪、万年荞和胃;鸡矢藤、炒山楂、炒菜菔子消食和胃,促进饮食;甘草调和诸药。治疗后患者诸症消失,饮食可,大便调。

二一、胃脘痛

初诊:荣×,男,63 岁。2018 年 2 月 27 日因胃脘部胀痛 2 年,复发 2 天就诊。患者每因情志不畅而加重,就诊时症见胃脘部胀痛,连及两肋,呈走串样疼痛,伴有呃逆,反酸,前额痛,背心痛,肩关节疼痛。平素易怒心烦,不思饮食,夜寐不安,舌淡,苔薄色白,舌尖红,脉弦。

诊断:胃脘痛(肝郁气滞证)。

治则:理气,和胃,止痛,疏肝。

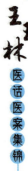

方药:柴胡疏肝散加减。

方剂:

柴胡 10 g	木香 10 g	青皮 10 g	枳壳 10 g
厚朴 10 g	炙香附 10 g	当归 10 g	百合 30 g
乌药 10 g	高良姜 6 g	蒲黄 30 g	五灵脂 15 g
甘草 10 g	白芍 10 g		

6 剂,水煎服,每日 1 剂。

二诊:患者服上方后症状好转,但仍感反酸、呃逆、胃脘痛;舌苔薄色黄,脉沉细滑。守方加减如下。

百合 30 g	乌药 10 g	高良姜 6 g	炙香附 15 g
丹参 30 g	砂仁 3 g	郁金 6 g	赤石脂 30 g
乌贼骨 30 g	蒲黄 15 g	五灵脂 8 g	炒川楝子 15 g
山栀 15 g	白芍 15 g		

6 剂,水煎服,每日 1 剂。

三诊:上症明显减轻;守前方。6 剂后上症消失。

评按:患者平素心烦易怒,肝失疏泄,肝气郁结,横逆犯胃,肝胃气滞,故见胃脘部疼痛。故每情志不遂而加重气机不畅,疼痛加剧,肝郁不舒则急躁易怒、夜寐不安。治宜理气,和胃,止痛,疏肝。方中柴胡、木香、青皮、枳壳、厚朴疏肝理气;当归、百合、白芍柔肝;乌药、高良姜行气止痛;蒲黄、五灵脂活血化瘀理气;甘草调和诸药;郁金、砂仁行气止痛;赤石脂、丹参行气活血化瘀;川楝子、乌贼骨敛阴柔肝;山栀清肝火。

二二、腹痛(精索静脉曲张)

初诊:华×,男,25 岁。2018 年 1 月 20 日因腹痛 15 天就诊。症见小腹痛,牵引睾丸痛,呈刺痛样,酒后加重,偶感腰疼,久坐及运动后加重,小便可,舌淡,苔黄腻,脉弦细。辅查 B 超显示精索静脉曲张。

诊断:腹痛(湿热下注,气滞血瘀)。

治则:理气活血通络,清热化湿。

方药:桃红四物汤加减。

方剂:

荔枝核 30 g	炒橘核 30 g	乌药 6 g	小茴香 3 g
桃仁 15 g	红花 15 g	赤芍 10 g	当归 10 g
地龙 30 g	金银花藤 30 g	土鳖虫 15 g	黄柏 15 g
苍术 15 g	牛膝 15 g	延胡索 30 g	六月雪 60 g
藁本 10 g	蔓荆子 10 g		

7 剂,水煎服,每日 1 剂。嘱患者清淡饮食,禁食辛辣,调情志。

二诊:患者服前方后症状好转,舌淡,苔薄色白,脉沉细滑。治宜活血化瘀通络,缓急止痛。守方加减。

桃仁 10 g	红花 10 g	赤芍 10 g	生地 10 g
当归 10 g	土鳖虫 15 g	川芎 10 g	地龙 30 g
金银花藤 30 g	黄柏 15 g	苍术 15 g	甘草 10 g
荔枝核 30 g	炒橘核 30 g	乌药 15 g	小茴香 6 g

15 剂,水煎服,每日 1 剂。

三诊:服药后上症消失。

评按:患者长期饮酒,导致肝经湿热,湿热之邪结滞于下焦,壅滞下焦气机,气机壅滞则"不通则痛",故腹部疼痛拒按,牵扯睾丸痛,气滞则血瘀,故疼痛呈刺痛样。治宜理气活血通络,清热化湿。初诊方剂中荔枝核、炒橘核、乌药、小茴香疏肝理气;桃仁、红花、赤芍、延胡索活血化瘀;当归养血活血;土鳖虫、六月雪、地龙、金银花藤活血消肿,通络止痛;黄柏、苍术清热利湿;牛膝引湿热下行;藁本、蔓荆子清肝经热。二诊方剂中桃仁、红花、赤芍、川芎活血化瘀;生地、当归以补血养血;土鳖虫、地龙、金银花藤活血消肿,通络止痛;黄柏、苍术清下焦湿热;荔枝核、炒橘核、乌药、小茴香行气散结;甘草调和诸药。嘱患者清淡饮食,禁食辛辣,调情志,患者服药后症状明显减轻。

二三、眩　晕

初诊:黄×,女,48 岁。2018 年 5 月 13 日因头晕、耳鸣 1 周就诊。患者诉 1 周前无明显诱因出现头晕、耳鸣,无视物旋转,无头痛,无恶心呕吐,稍感乏力,纳食一般,眠差,大便不干、难下,小便调,舌淡,舌苔薄色白,脉沉细无力。既往无脑梗死等慢性病史,有胆囊切除病史。已绝经,孕 3 产 1,小产 2 次。

诊断:眩晕(中焦气滞,清阳不升)。

治则:以升清降浊为主,佐以润肠通便。

方剂:

荷叶 12 g	桑叶 12 g	没药 3 g	通草 3 g
蝉蜕 10 g	枳壳 10 g	瓜蒌 6 g	法半夏 6 g
菊花 10 g	煅龙骨 30 g^{先煎}	煅牡蛎 30 g^{先煎}	火麻仁 60 g
甘草 10 g			

6 剂,水煎服,每日 1 剂,分早晚 2 次温服。

二诊:患者诉头晕、耳鸣等症状消失,大便通畅。

评按:眩晕,辨证属中焦气滞,清阳不升,脑失所养。患者既往存在胆囊切除及流产病史,正气耗伤,气虚不能推动,气机失常,中焦气滞,脾胃升降失常,清阳不升,浊阴不降,脑失所养,则见头晕、耳鸣。心神失养,则见失眠;腑气不通,则见便秘。故治疗以升清降浊,润肠通便为主,方用自拟升降汤加减,方中荷叶、桑叶、蝉蜕同用升清阳出上窍,发腠理;通草、没药、枳壳降浊阴,出下窍;六药升降相配,使"清阳出上窍,浊阴出下窍;清阳发腠理,浊阴走五脏;清阳实四肢,浊阴归六腑"。又加少许法半夏、瓜蒌助脾升胃降,减轻患者的消化道症状;加菊花、龙骨、牡蛎平肝镇静安眠;重用火麻仁润肠通便;最后用甘草调和诸药。全方共奏升清降浊,畅调枢机,润肠通便之效。

二四、胸痹(心房纤颤)

初诊:王×,女,80 岁。2017 年 5 月 26 日因心慌、胸闷 1 周就诊。症见咳嗽、咳痰、心慌、胸闷、气促、肢软乏力,动则加重,伴纳差、厌油,偶有头疼、汗出,咽后壁充血;小便费力、尿不尽,大便不成形。心电图示房颤心律。既往有房颤、慢性肾功能不全、咽炎等病史,舌质红,苔黄腻,脉沉细滑,结代。

诊断:胸痹(气阴两虚,痰瘀阻滞)。

治则:益气养阴,化痰活血。

方剂:

黄芪 30 g	太子参 15 g	麦冬 15 g	炙甘草 30 g
蝉蜕 10 g	五味子 10 g	瓜蒌 18 g	薤白 8 g
法半夏 15 g	薄荷 6 g^{后下}	川芎 15 g	丹参 15 g
郁金 10 g	檀香 12 g	三七 10 g	红花 10 g

平地木 40 g　　蒲公英 20 g

6 剂,水煎服,每日 1 剂。

二诊:服药后咳嗽、咳痰愈,心慌、胸闷、气促、肢软乏力明显缓解,饮食可,大便可。小便费力,尿不尽,咽后壁充血。前方效佳,守方不变,继服 6 剂后上症消失。

评按:心房纤颤,属中医"心悸""胸痹"范畴,病因复杂,治疗之时,当审虚实。虚者,或心阴不足,或心阳不振,或心气亏虚,或血不养心,或气阴两亏;实者,多为本虚标实,或气滞,或血瘀,或夹痰饮,或湿蒙心窍。本例患者年迈体虚,久病正气亏损,精血渐衰,不能濡养五脏,心脉失于温养而发为胸痹;久病脾胃损伤,运化失调,痰湿内蕴,经络失养,故见纳差、肢软乏力;脾胃运化失调,聚湿生痰,痰湿内蕴,湿热下注,大便不成形;正气虚弱,膀胱气化不利,故见排尿费力,尿不尽;外感热邪,故而咳嗽、咳痰,伴头疼、汗出,舌质红苔黄腻。患者为老年心悸,伴外感邪气,动则加重,虚多实少,故给予黄芪参麦饮加减治之,方中以生脉散益气养阴,瓜蒌薤白半夏汤宽胸散结,丹参饮化裁佐以三七、红花活血通络,小清咽颗粒化裁利咽止嗽,全方恰合病机,故衍用之而获良效。治疗老年慢性病不可急于求功,一旦辨证准确,贵在守法守方,多服才能见效,若动辄易方,必难收功。

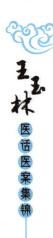

第二章　妇科医案

一、月经前后诸证（经前期综合征）

初诊:陈×,女,27 岁,已婚。1986 年 6 月 2 日初诊。患者每逢经期前出现头面四肢浮肿、头痛,阵发性灼热,头部即突起 5～8 个乒乓球大小的圆形包块,头痛如劈,夜间加重,痛不能忍。月经净后则肿痛减轻,圆形突起包块渐渐消失,下次月经末时,诸证复出,一如前述,痛苦折腾已 9 年多,辗转四方求治,诸多中西医师未详明察,诊断不明,用药不详,未能治愈,特来贵阳中医学院第二附属医院门诊求诊。刻下就诊时值经期,头部突起圆形包块 3 个,如乒乓球大小,状如桃核,不红不灼热,质软,触之疼痛,拒按,夜间疼痛加剧,难于入寐,心情烦躁而怒,乳房微胀,手指足趾关节肿胀,面目浮肿,夜卧四肢发凉,小腹不温,恶寒发热,手足畏触冷水,口干咽燥,头晕目眩,腰膝酸软,神疲肢倦,平素多汗,大便干,小便短少微黄。15 岁初潮,曾有痛经史,21 岁结婚,顺产一胎,无大出血及手术史,近半年来月经超前 2～5 天或 4～8 天净,月经量稍多,色黑加少许血块,白带稀少,舌质淡,苔净白干,脉沉细弦。妇科检查无异常。西医诊断为经前期综合征。

诊断:月经前后诸证(脾肾阳虚,血瘀气滞)。

治则:温肾扶阳,化瘀理气,调经通络。

方剂:

山药 25 g	苍术 15 g	炮附片 6 g先煎	焦山楂 30 g
红花 6 g	蒲黄炭 15 g	柴胡 3 g	白芍 6 g
橘络 12 g	橘核 15 g	小茴香 6 g	乌药 6 g
桑叶 15 g	沉香 10 g		

2 剂,水煎服,每日 1 剂。

二诊:前方服 2 剂后,头痛止,圆形包块消失,唯小腹不温。上方去白芍、焦山楂,改桑叶 6 g、生山楂 9 g,加吴茱萸 6 g,续服 2 剂,经期正常,血已止。为巩固疗效,嘱其早服香砂六君子丸,晚服金匮肾气丸,1 个月后患者浮肿等证消失,经期已能洗衣,洗菜,生活起居工作一如常人。连续随访 4 个月,未见复发。

评按:经前期综合征,属于祖国医学"月经前后诸证"的范畴,以浮肿、乳房症状等多见,发病因素与脏腑功能失调有关。现代医学对本病病因尚未明了,多责之于自主神经系统功能失调,性激素紊乱,雌激素分泌不足,水盐代谢障碍等有关,多表现为神经精神症状。本例证型特殊,古人有"雷头风"记载,在《张氏医通·卷五》记载:"头痛而起核块者,雷头风也。或头中如雷之鸣,为风客所致"。《证治准绳·杂病》也有大小雷头风的记载,均与本证相似,本病发病的病因病机为脾肾阳虚,血瘀气滞,痹阻脉络,不通则痛,浮肿头痛,圆形包块突起。但其头痛如雷鸣,头面起核,肿痛如赤多属湿热酒毒,挟痰上冲,治用清震汤或普济消毒饮加减,一虚一实迥然不同。方选山药、苍术、炮附片温补脾肾之阳,补命门之火以消阴翳;山楂、红花、蒲黄化瘀通络;柴胡、白芍、橘络、橘核疏肝理气解郁,舒畅气机;沉香降气下行;桑叶升达清阳;小茴香、乌药温经散寒止痛;吴茱萸温经散寒,活血调经。全方通过补脾肾之阳,化瘀活血,理气调经,调理女性激素间的相对平衡,从而达到调整内分泌,调整月经之作用,亦即祖国医学调整脏腑功能失调,调整气机升降失常,气机畅达,气血阴阳平衡,而经期诸证自愈。

二、乳 癖

初诊:李×,女,43 岁。2018 年 2 月 20 日因乳房胀痛,两胁胀痛 2 月就诊。平素月经规律,月经量适中,无血块,无痛经史。孩子母乳喂养,否认家族乳腺病史。查乳房无红肿,无畏寒发热,纳可,二便调,夜眠安。舌淡,苔黄腻,脉弦细弱。

诊断:乳癖(肝郁气滞,冲任失调)。

治则:疏肝理气,软坚散结。

方剂:

柴胡 10 g	白芍 10 g	当归 10 g	茯苓 15 g
夏枯草 15 g	蒲公英 15 g	龙骨 30 g^{先煎}	牡蛎 30 g^{先煎}
六月雪 30 g	万年荞 30 g	瓜蒌 15 g	天冬 30 g
皂角刺 30 g	炮山甲 3 g		

6剂,水煎服,每日1剂,分早中晚3次服。

二诊:服前方后症状好转,双胁疼痛好转不明显,舌色淡苔薄,脉沉细。治宜疏肝理气,软坚散结止痛。守方加川楝子15 g、延胡索30 g。

三诊:服前方后症状好转,双胁疼痛,舌色淡苔薄,脉沉细。守方加甘草6 g。随访,上症消失。

评按:该患者由于情志不遂,导致肝气郁结,气机阻滞,思虑伤脾,脾失健运,痰浊内生,肝郁痰凝,气血瘀滞,阻于乳络而发;或因冲任失调,上则乳房痰浊凝结而发病,下则经水逆乱而月经失调。故治疗重点在于疏肝理气,软坚散结。方中柴胡疏肝解郁;当归、白芍养血柔肝,肝得条达,气顺则痰消;茯苓健脾祛湿,使运化有机则杜绝生痰之源;瓜蒌、六月雪、万年荞散结化痰;牡蛎、炮山甲软坚散结。诸药共奏疏肝理气、化痰散结之功。患者服用前方好转,但仍存在两胁疼痛不适,患者肝失条达,气机不畅,阻于胁络,故治疗上守方加上川楝子、延胡索。川楝子疏肝泄热,行气止痛;延胡索用于全身各部气滞血瘀之痛,故用于此病患最为恰当。患者服用上方以后,症状明显好转,但仍存在胁肋疼痛,王老认为患者处于女性更年期,故易出现肝郁气滞,冲任失调之证,甘草常用来治疗更年期症状,因为甘草里含有甘草素,是一种类似激素的化合物,它有助于平衡女性体内的激素含量,且甘草还兼有调和诸药之效,故用于此处。

第三章 其他医案

一、缠腰火丹（重症带状疱疹）

初诊：文×，男，27岁。2015年4月1日因右侧背部刺痛5天就诊。症见右侧背部刺痛，局部皮肤见红色疱疹，外院诊断为"带状疱疹"。予以输液、外涂药（具体用药不详）治疗无效，疱疹迅速蔓延。刻下右侧背部疱疹向右侧前胸、侧胸、肩部、颈部大面积扩展，密集成片，疱疹大小不等，部分变为蚕豆大小的水疱，疱壁紧张，疱疹及疱群之间皮肤色鲜红，疼痛如刺如灼，剧烈难忍，夜不能寐，伴心烦易怒，口苦，大便干，烦渴不欲饮，表情痛苦，严重影响其正常生活。舌质红，苔黄腻，脉弦滑略数。

诊断：缠腰火丹（肝经湿热，毒邪郁滞经络）。

治则：清肝泻火除湿，解毒通络，疏风止痛。

方剂：龙胆泻肝汤加减。

方剂：

龙胆草10 g	炒黄芩10 g	炒山栀10 g	柴胡10 g
生地10 g	车前草30 g	泽泻10 g	木通10 g
甘草20 g	当归10 g	全虫15 g	青黛10 g 包煎
板蓝根30 g	僵蚕15 g	蒲公英15 g	金银花藤30 g
白芍60 g	薄荷6 g 后下		

6剂，水煎服，每日1剂，分早中晚3次服。忌姜、蒜、麻辣、辛香、燥火之品。

外治疗法：①先用碘伏对大水疱疱疹消毒，除去以往外敷的药物，用一次性注射器针头穿刺水疱放出液体，用无菌棉签擦干液体，以防擦破感染。②局部薄棉片烧灼法。把药棉撕扯成薄如纱纸的薄片，轻轻敷贴在疱疹之上，然后用火点燃。分区、分片、分多次逐一敷贴点燃烧灼,务必使全部带状疱疹都被烧灼一遍。为了防止再有新的带状疱疹出现,可在疱疹的成带路径上细心寻找若隐若现将要发出的疹块红斑,再加以烧灼,此可截断带状疱疹之发展,使病向愈。③外用涂剂。青黛60 g、冰片 6 g,凉开水调浆外涂患处,1 日数次。

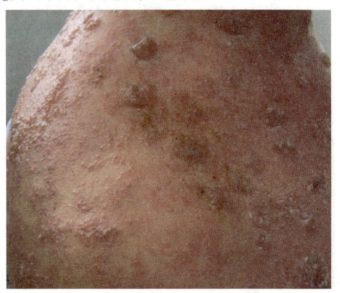

带状疱疹初诊

二诊:2015 年 4 月 7 日。患者诉服第一剂药后当日疼痛明显减轻,夜能入睡,当晚睡了 10 h。服药 6 剂后刻下疼痛基本消失,仅感轻微牵扯不适,疱疹未再增加、扩展,无水疱,疱疹已干敛、结痂,皮色稍红,部分疱疹已脱痂,口干口苦明显减轻,纳眠可,大便通畅,无心烦,神清气爽,舌质红,苔薄黄腻,脉弦滑。前方有效,守方加减,患者疼痛明显减轻,故方剂中去白芍;患者舌质红,去当归以免温燥助邪热之气;邪热存在,故去薄荷、蒲公英,加野菊花 30 g、白英 15 g,甘草加量为 30 g,以加强清热解毒功效。方剂如下。

龙胆草 10 g	炒黄芩 10 g	炒山栀 10 g	柴胡 10 g
生地 10 g	车前草 30 g	泽泻 10 g	木通 10 g
甘草 30 g	全虫 15 g	青黛 10 g^{包煎}	板蓝根 30 g
僵蚕 15 g	金银花藤 30 g	野菊花 30 g	白英 15 g

7 剂,水煎服,每日 1 剂,分早中晚 3 次服。继续外用涂剂。

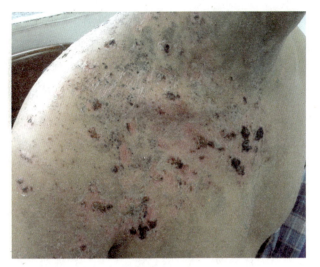

带状疱疹二诊

三诊:2015 年 4 月 14 日复诊。上方服完,诸症均消而愈,夜寐安,疱疹完全脱痂,皮肤光整,无后遗神经痛,患处无色素沉着。

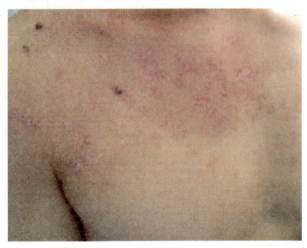

带状疱疹三诊

评按:带状疱疹,是由于水痘－带状疱疹病毒所致的沿着单侧周围神经分布的以簇集性水疱为特征的皮肤病。常伴有明显的神经痛,疼痛呈针刺样、撕裂样、闪电样、烧灼样,患者痛苦不堪,情绪烦躁、寝食难安,严重影响生活质量。本病引起的剧烈疼痛及后遗神经痛是治疗中主要解决的问题。西医多以抗病毒、镇痛等对症治疗为主,往往疗效欠佳。中医属于"缠腰火丹""蜘蛛疮""蛇窜疮"等范围。不同的体质,证型不同。本患者为起病初期,因肝经湿热,毒邪郁滞经络而致。疼痛是因毒邪化火,与肝火、湿热搏结,阻遏经络,气血凝滞,脉络阻塞不通而致。故治疗宜清肝泻火,除湿解毒,活血通络,疏风止痛,当以龙胆泻肝汤加减治疗。方中龙胆草苦寒清热,为泻肝胆经实火的专药,与栀子、黄芩相配,则清肝泻火解毒邪的作用更强,泽泻、木通、车前草泻火利湿,使湿热从小便排泄,且可减轻神经水肿,达到缓解疼痛的作用。当归、生地滋阴养血,其意义是泻中有补,使泻火之药不致苦燥伤阴,亦可以防止因肝胆实火耗伤阴液。这样的配伍比较全面,使邪去而正不伤。当归养血活血,因气血互根,气滞则血瘀,血瘀多有气滞,故活血兼理气,用柴胡为气中血药。现代药理研究证明,柴胡对体液免疫和细胞免疫均有增强作用;金银花藤清热解毒,通络止痛;青黛入肝经,青黛、板蓝根、蒲公英、薄荷皆有清热解毒之功效。全虫、僵蚕乃虫类搜剔之品,搜风通络止痛,引药至病所。用全虫以解毒、祛风、通络止痛。重用芍药甘草汤以酸甘缓急止痛。现代药理研究示,芍药甘草汤有镇静、镇痛、解热、抗炎的作用,二药合用,作用显著增强。甘草还有清热解毒、调和诸药的作用。诸药合用,共奏清肝泻火,除湿解毒,活血通络,疏风止痛之功效。外用冰片清热消肿止痛,防腐生肌。现代药理研究显示,冰片具有抗菌、抗炎、镇痛作用,能促进创伤愈合。冰片能增加肉芽组织结构和表皮细胞再生,修复皮肤附属器官而具有较强的创伤愈合作用。薄棉片烧灼法是在灯火燋的治法上改良而来,临床实施时取材方便,施治便捷。在疱疹表面进行烧灼,是以火攻火之法,中医有"火者散也""壮火食气"之说,疱疹所郁结之火毒经此烧灼后,则火消结散,不再郁结为患,有利于疾患的转愈。在辨证施治的基础上,治疗方法多样化,具有特色综合疗法,疗效卓著,缩短病程,快速止痛,无后遗症。本案是带状疱疹的重症患者,疗效显著,值得进一步研究。

二、胁痛(右肝内结石)

初诊:欧×,男,48 岁。2016 年 7 月 16 日就诊。患者于 2012 年 10 月 22 日在昆明某医院因胆结石行胆囊切除术及胆管支架手术,B 超检查示右肝内结石大小为 1.3 cm×0.6 cm,存留无法取出。4 年来胁痛,排尿频急。现症为右胁下痛,腹胀,纳差,面色少华,神疲倦怠,小便频急,大便不成形,时干时稀,舌质淡,苔薄黄腻,脉弦。

诊断:胁痛(肝郁气滞型)。

治则:疏肝理气,宽胀止痛,清热化石。

方药:六万金鸡汤加味。

方剂:

六月雪 30 g	万年荞 30 g	鸡内金 30 g	鸡矢藤 30 g
山楂 30 g	荷叶 12 g	桑叶 12 g	瓜蒌 6 g
枳壳 10 g	厚朴 10 g	大腹皮 30 g	炒川楝子 15 g
延胡索 30 g	半枝莲 10 g	甘草 6 g	白花蛇舌草 40 g

10 剂,水煎服,每日 1 剂。

二诊:患者因左侧面痒,鼻泪管不通,鼻塞鼻痒,打喷嚏(西医诊断为过敏性鼻炎)复诊。急则治标,治宜宣肺清热,宣通鼻窍,疏风解毒,抗过敏,降气通络化石。拟四味鼻炎汤合抗过敏解毒汤加味。

金银花 30 g	连翘 10 g	杏仁 15 g	桔梗 10 g
辛夷花 10 g^{包煎}	炒苍耳子 10 g	鱼腥草 30 g	蝉蜕 10 g
地龙 30 g	乌梢蛇 30 g	路路通 15 g	枳壳 10 g
水蛭 10 g	旋覆花 10 g^{包煎}	紫背天葵 15 g	
万年荞 30 g	鸡内金 30 g		

10 剂,水煎服,每日 1 剂。

三诊:患者鼻塞、打喷嚏等症消失。早上一起床活动,感胁肋剧烈疼痛,每次至少痛 5 min,每日刺痛约 28 次,一呼一吸一痛。目前证属胁痛,肝管内结石证,肝郁气滞型。治宜疏肝理气,宽胀止痛,清热化石。方拟六万金鸡化石汤加味。

六月雪 30 g	万年荞 30 g	鸡内金 30 g	鸡矢藤 30 g
山楂 30 g	荷叶 12 g	桑叶 12 g	延胡索 30 g
枳壳 10 g	厚朴 15 g	半枝莲 10 g	滑石 10 g^{包煎}
虎杖 30 g	白花蛇舌草 40 g		

12 剂,水煎服,每日 1 剂。

四诊:患者复查 B 超,肝内胆管结石消失,偶然感右胁痛不适,或有胸闷而已,头晕,面色转红润,精神好转,睡眠多梦,饮食增加,亦无腹胀等证,大小便恢复正常,舌淡红,苔薄白,脉弦。证属肝郁气滞,疏泄失常。治宜升清降浊,疏肝理气,化滞善后。方拟升降汤合逍遥散化裁。

荷叶 12 g	桑叶 12 g	枳壳 10 g	没药 3 g
通草 3 g	柴胡 10 g	白芍 15 g	当归 10 g
茯苓 15 g	六月雪 30 g	万年荞 30 g	甘草 6 g

6 剂,水煎服,每日 1 剂。随访,上症消失。病情平稳。

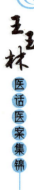

评按:患者因肝郁不升,胆失通降,气滞火郁,炼津成石发病,故既往胆囊切除术后,并有肝内结石,气机郁滞,肝失疏泄,不通则痛,则见胁痛、腹胀。肝气乘脾,脾胃升降失和,运化失常,气血生成不足,则兼面色少华、神疲倦怠。脾虚,水湿内停,下注大肠,则兼大便不成形,时干时稀。故治疗以疏肝理气,宽胀止痛,清热化石为主,方中六月雪、万年荞、鸡内金、鸡矢藤、山楂清热化石;加用荷叶、桑叶、瓜蒌、枳壳调理中焦气机升降;大腹皮、厚朴宽中理气;川楝子、延胡索理气止痛;半枝莲、白花蛇舌草清热解毒;甘草调和诸药。二诊患者外感风热而犯鼻炎,予以宣肺清热,宣通鼻窍,疏风解毒,抗过敏治疗,方用金银花、连翘、杏仁、桔梗宣肺散邪;辛夷花、炒苍耳子、鱼腥草、蝉蜕宣肺通窍;地龙、乌梢蛇抗过敏;路路通、枳壳、万年荞、鸡内金等降气通络化石。三诊、四诊继续给予疏肝理气,宽胀止痛,清热化石,方剂与一诊变化不大,治疗后患者精神好转,饮食增加,腹胀减轻,疗效甚著。

三、小儿感冒(小儿发热)

初诊:李×,男,2岁。2013年1月5日因打喷嚏,流清涕,咳嗽无痰2天就诊。就诊时患儿有汗,纳可,喜饮热水,大便干,甚如羊屎,小便清。体格检查见眼睑结膜充血,咽部充血,腹平软,无压痛。

诊断:感冒(阴虚郁热,风热束表)。

治则:疏表散热,润肠通腑。

方药:三黄汤加减。

方剂:

炒黄芩6 g	炒山栀6 g	黄连5 g	熟大黄2 g
金银花10 g	连翘6 g	竹叶6 g	玄参10 g
辛夷花4 g布包煎	青果5 g	蝉蜕6 g	薄荷4 g后下
牛蒡子5 g	菊花5 g	甘草6 g	

3剂,水煎服,代茶饮。

二诊:2013年1月8日复诊。患儿发热,体温39.7 ℃,服西药后降到38.2 ℃,伴咳嗽,打喷嚏,流清涕,有汗,渴饮,发热时气急,无鼻翼翕动,无哮喘,伴大便干燥,2天未下,腹不胀,饮食差。余未见特殊。体格检查见咽后壁红肿,肺部未闻及啰音,双肺呼吸音清晰。血常规检查中性粒细胞60%。证属阴虚郁热,风寒束表,郁而化热。治宜滋阴疏表清里,清咽解毒,退热保津。

玉竹 6 g	白薇 6 g	玄参 10 g	麦冬 10 g
苏叶 6 g	荆芥 5 g	防风 5 g	金银花 10 g
炒黄芩 6 g	炒山栀 6 g	青黛 5 g^{布包煎}	僵蚕 10 g
蝉蜕 10 g	芦根 12 g	葛根 12 g	石膏 12 g
知母 5 g	石斛 10 g	平地木 15 g	蒲公英 10 g
胖大海 6 g	甘草 10 g。		

2 剂,水煎服,1 剂服 2 天,代茶频服,少少服。

三诊:2013 年 1 月 10 日复诊,患儿饮食、睡眠、精神、二便均正常,未发现异常,故停药,教其家属保健按摩以善其后。

评按:患儿素体阴虚,里有郁热,外感风热束表而发病,治疗以疏表散热,润肠通腑为主,拟方三黄汤加减。患儿发热,最高体温 39.7 ℃,伴咳嗽,打喷嚏,流清涕,有汗,渴饮,发热时气急粗,伴大便干燥。查咽红肿,证属阴虚阴津不足,里有郁热,复感风寒束表,郁而化热,故发热咽红。治宜滋阴疏表,清咽解毒,退热保津。标本兼治。

四、咳嗽(小儿肺炎)

初诊:李×,2 岁。2013 年 1 月 5 日因咳嗽、咯痰 4 天就诊。4 天前因咳嗽,咳痰,伴有高热就诊,体温 39 ℃,肺部可闻及湿性啰音,经胸片检查后中医诊断为咳嗽(痰热郁肺),西医诊断为肺炎。4 天来西医予以静滴头孢类抗生素(具体情况不详),中药予以麻杏石甘汤(麻黄 10 g、杏仁 10 g、石膏 60 g、甘草 6 g)治疗,后出现全身冰凉、四末冰冷,体温降至 36 ℃以下,热退身凉,又再发热。现体温 39.1 ℃,血象正常,症见咳嗽,发热时气喘,咳声不爽,口不渴,饮食不香,其拒食,或伴呕吐恶心,呃逆,腹不胀,扪之平软,大便干燥或如羊屎,2 天未下,曾有咽喉充血,用药后减轻,无打喷嚏、流清涕症状,小便色黄,舌质红,苔白腻。

诊断:咳嗽(表寒里热证)。

治则:清宣肺热,疏表清里。

方药:麻杏石甘汤加减。

方剂:

炙麻黄 6 g	杏仁 10 g	甘草 6 g	石膏 15 g
炒山栀 6 g	炒黄芩 6 g	麦冬 15 g	桑白皮 6 g

化红 6 g	大贝 10 g	知母 5 g	瓜蒌仁 10 g
桔梗 6 g	平地木 15 g	万年荞 10 g	蒲公英 10 g
炒僵蚕 20 g	蝉蜕 10 g	葛根 10 g	芦根 10 g
止痒草 6 g			

3 剂,水煎服,1 剂煎 2 次,混合均匀,频频代茶服之。

二诊:2013 年 1 月 8 日复诊。患儿体温 37.3 ℃,手足冰凉,饮食差,烦躁啼哭,用开塞露通便后平静,或伴咳嗽,有时咳甚则有哮喘,有白色痰,咽中痰鸣,夜卧素体汗多,寐不安打被,白天精神差。舌苔白,指纹不红不青。2012 年 12 月曾赴四川做先天食道闭锁手术后复查,再次做扩张小手术。考虑发病与脾肺气虚,正气不足,卫外不固易感外邪,阴火上逆有关,故出现咽炎便秘,表邪不解,邪正相争,寒热不解。治宜扶正益气养阴,健脾和胃,兼实表固卫。

黄芪 10 g	炒白术 8 g	防风 3 g	浮小麦 20 g
麦冬 15 g	五味子 5 g	太子参 6 g	陈皮 5 g
石菖蒲 6 g	谷芽 10 g	六月雪 6 g	万年荞 6 g
鸡内金 6 g	鸡矢藤 6 g	甘草 5 g。	

2 剂,水煎服,1 剂服 2 天。

三诊:2013 年 1 月 19 日三诊。服上方症状好转,精神饮食均可,哮喘及感冒症状消失。尚感夜卧不安,翻滚打被,夜半食奶后玩 1～2 h 始睡,睡难安,大便干,小便正常,扪及背润,脘腹平软,手足润有汗,或动则多汗肢冷,舌质淡红,苔薄色白,指纹不红。证属正气亏耗,气阴两虚,脾胃失和,中虚卫表失固。前方效著,守方加减。

黄芪 10 g	炒白术 6 g	防风 3 g	浮小麦 20 g
白薇 12 g	秦艽 5 g	牡蛎 6 g	六月雪 5 g
万年荞 5 g	鸡矢藤 5 g	连翘 5 g	山药 5 g
甘草 5 g			

3 剂,水煎服,1 剂可服 2 天。

四诊:2013 年 2 月 1 日复诊。按上方服药后诸证向愈,尚感脾气尚虚,拟和胃健脾益阴之剂善后。

评按:患者首诊,根据症舌脉象,为表寒里热症,治疗以清宣肺热,疏表清里。以麻杏石甘汤加减进治。患者有脾肺气虚,正气不足,卫外不固,易感外邪,阴火上逆,咽炎便秘,表邪不解,邪正相争,寒热不解之症。治宜扶正益气养阴,健脾和胃,兼实表固卫为主。三诊治疗以扶正益气养阴,健脾和胃,兼实表固卫为主。方后诸证向愈,尚感脾气尚虚,拟和胃健脾益阴之剂善后。